臺北慈濟醫院　趙有誠院長　推薦

乾爽一生
兒童尿床與尿失禁

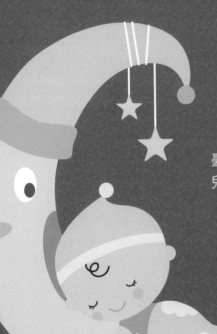

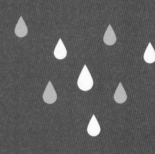

臺灣近三十年來唯一專門探討
兒童尿床/尿失禁的醫學科普圖書

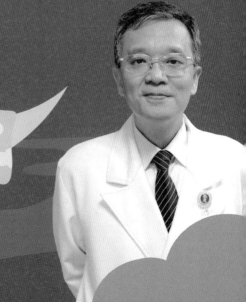

楊緒棣 — 著

推薦序
一個不一樣的泌尿科醫師

　　楊緒棣教授，是一個非常不一樣的泌尿科醫師。他雖是一個外科高手，卻主張「無刀勝有刀」。他長年努力探索兒童膀胱腸道功能異常 (bladder bowel dysfunction) 的議題，發現多數尿迴流 (vesicoureteral reflux) 都可以經由治療膀胱腸道功能異常，得到改善或痊癒，讓病童不用接受過去教科書教導的抗迴流手術。一個自願減少開刀數量的外科醫師，真的很特別！他默默地在臺北慈濟醫院做兒童與青少年的膀胱功能研究，最後能引領世界兒童尿床、尿失禁的研究與治療的方向，令人敬佩！2014 年《康健雜誌》推選楊醫師所發表的兒童膀胱功能新標準「慈濟常模」，為當年度臺灣十大醫療上的重要發現，備受國內外相關學界肯定。他對待病人常以同理心，為病人分析做手術或不手術的優缺點，減少病人的抉擇困難，真是一位仁心仁術的良醫。獲悉他要出版第一本衛教圖書：《乾爽一生：兒童尿床與尿失禁》，深入淺出的介紹他專長的領域，真是非常高興。

　　認識楊副院長，是十年前剛到臺北慈濟醫院服務時。他當時就以精湛的手術聞名臺灣，特別是尿道下裂的矯正手術，全臺灣各地的小朋友，不遠千里來臺北慈濟醫院就診與手術。在臺北慈濟醫院的院史中，外科創新手術的第一個里程碑，就是十四年前楊副團隊建立的「迷你微創手術治療兒童尿迴流」。但後來這些年，卻常聽到楊副說，如果改變小便姿勢、治療便秘等，就能改善「膀胱腸道功能異常」的問題，進而可以不需手術就能治癒尿迴流。我當時就很納悶，這個外科醫師竟然挑戰了多年來教科書上治病的方法？讀完這本書才知道，「膀胱腸道功能異常」是造成尿迴流與尿床／尿失禁等病情的重要

原因，所以應該優先治療膀胱功能異常的根本問題，如果治療無效，才考慮採用藥物或手術治療。

書中主張的「兒童尿床未必會自己好」，這跟一般人的印象不同。三十年前一般以為尿床是心理因素，現在知道尿床是尿失禁的一種型態，需要有很深很廣的醫學理論，才能真正了解尿床／尿失禁的原因。現在的主流思想認為：心理因素並不是主要造成尿床／尿失禁的主要原因，而是尿床／尿失禁後造成的心理變化。患者如果能仔細記錄「小便日記」，就可以發現尿床的重要原因，之一是夜間尿液製造太多；之二是膀胱容量太小；而尿床兒的大腦覺醒中樞對膀胱脹尿的感覺遲鈍，是尿床的第三個主要原因。「睡太沉」叫不起來，一直被誤以為是尿床的主要原因，其實這些尿床兒半夜肢體週期性活動多，睡眠品質差，因而影響白天的學習。若將尿床治療好，睡眠品質得到改善，白天學習能力也可能會變好。尿床的學問真多，但如果治療好了，它對生活的影響效益也非常大呀！

這本書將困難的學術理論，用真實的小故事來做補充說明，讓讀者更能掌握尿床的理論與實務。書中有許多「小叮嚀」則是將重點再次提綱挈領，讓讀者能熟記在心，更方便於以後再搜尋或複習時運用。讀完這本書，相信應該可以讓家有尿床兒的家長們與尿床兒們，都能因瞭解尿床的學理而更加安心；透過審視日常行為或記錄小便日記等，發現尿床／尿失禁的真正原因，進而改善尿床／尿失禁的困擾。或者勇敢地尋求現代醫療的協助，積極迎向「乾爽一生」。這本書除了推薦給一般民眾閱讀外，其實也很適合介紹給醫護人員，或醫學院的學生們來閱讀。內容介紹的泌尿專業學理及最新醫療方式與概念，應該也能為他們補充許多的專業知識，進而幫助週遭更多的尿床兒及家長們，共同走進「乾爽一生」。

祈願天下的每一個孩子，均能乾乾爽爽，健康平安，快樂長大。

趙有誠　祝福合十

臺北慈濟醫院　院長

2019 年 5 月

自序
一本寫了十五年的書

　　我在 2000 年發表了專業的「臺灣尿床治療指引」，心裡想著下一步就希望能寫一本書給民眾有關尿床治療的書，因此自十五年前就開始動筆寫這一本書。為了讓更多的醫療資訊傳佈到社會，希望國人能夠更健康。求好心切，一改再改，不知不覺也改了不下二十遍，內容也大幅更新三次以上。去年 (2018) 認真的臺灣醫師們，又集結討論出第二版的尿床治療共識，這次下定決心，務必要將這本書寫出來，時隔一年多，總算完成這本書。

　　1995 年我在美國進修時，第一次聽到完整的兒童尿床／尿失禁的演講，開始探索這個之前被醫療界忽視的領域。2000 年特別到比利時學習兒童「膀胱腸道功能障礙」，深刻感受到這個疾病對兒童身心健康的影響，然後一頭栽進這個領域，跟著歐美大師們做研究，也與國內眾師長、先進同道、好友們攜手共同切磋。這段期間主要是學習便秘對尿失禁的影響，還有改變小便的姿勢來治癒困難的尿失禁與泌尿道感染。

　　2005 年我轉任職到臺北慈濟醫院，衷心感恩有趙有誠院長及院方的鼎力支持，給予我們兒童尿床／尿失禁研究團隊充足的研究經費，讓我們可以到附近社區的嬰兒室、托兒所、幼稚園、小學、國中、高中，乃至社區，研究「人是怎麼尿尿的？」。就這樣一個獨一無二，彙集了兩千多人的龐大的尿流速圖、超音波膀胱餘尿、與各式問卷的巨大資料庫，就在臺北慈濟醫院建立起來。這個資料庫不只是用來發表多篇論文而已，也大大地改變了我對兒童尿床／尿失禁的診斷與治療，並且走出一個獨特的診療路線。「慈濟常模」是這個專案研究的

總結。我們發表的數據成為世界各國兒童各項膀胱功能的參考指標。2014 年《康健雜誌》選擇「慈濟常模」為臺灣最重要的十大醫療發現之一。全世界泌尿科醫師必讀的聖經級教科書《康貝兒－瓦許　泌尿學》，也以我們的數據為課本的主要內容，本人很榮幸成為此教科書的第一位臺灣作者。在研究中由於發現了「膀胱過脹」這件事，使得我們團隊特別重視排尿日記，進而教導不要過量喝水，而是要依照體重與年齡喝水，且要定時去尿尿，許多日間尿失禁的兒童透過此行為調整，不藥而癒！！

　　這是第一本由泌尿專科醫師撰寫的尿床專書，雖然坊間可以零星看到幾本講尿床的書，多半是翻譯自日本，且不是由專業的醫師撰寫，因此本書的專業性與正確性是可以信賴的。內容除破除舊觀念與舊迷思，另外介紹的諸多新觀念也都是經過研究考證。例如，過去認為尿床是心理因素所致、長大就會好、睡太沉等，本書詳細舉證其錯誤之處。正確的觀念是，尿床只有少數人是心理因素所致，不是每一個人長大都會好；尿床兒的睡眠品質其實很差，並不是睡太沉等。其中有一些醫療學理的部分，一般讀者如果讀起來有些困難，建議可先予略過，直接多看「小故事」與「小叮嚀」，有一些概念後，再回頭看本文，就更能掌握正確的觀念。

　　本書的圖畫有些是我自己畫的，雖不是那麼精緻，但那是我在多次演講後，淬鍊出來的精華，雖簡淺但極具深意，希望有助於讀者閱讀時能更瞭解醫療學理。本書在附錄的地方，放進了排尿日記、尿床與便便日記，這兩項實用的工具。參考書中的範例，家長或病友們確實記錄這兩項日記，必能有助於醫師瞭解病情，給予最適切的治療。

　　這本書的第一篇「尿床治療最新觀念」先介紹什麼是尿床與尿

失禁，然後談 2018 年版的「臺灣尿床治療共識」，以及基本的生理學，這是本書的懶人版，讀完這一篇對於尿床的原因與治療，就能有一個輪廓的概念。第二篇以「媽媽最想知道的幾件事」，先介紹尿床的流行病學，繼而從簡單的三大尿床原因：夜間尿液太多、膀胱太小、大腦覺醒中樞遲鈍，再深入介紹專業人士需要知道的十一大尿床原因，由淺入深，一起探索神秘的尿床世界。第三篇「尿床要怎麼治療」廣泛介紹尿床的各項治療，從不吃藥不打針的「泌尿治療」，到多數人採取的藥物治療或尿床鬧鈴，最後介紹少數需要手術的病況是什麼。第四篇深入探討「白天也會尿褲子，怎麼辦？」，許多尿床久而不癒者，會伴隨顯著或隱性的尿失禁，在這一篇可以了解尿失禁這個複雜而影響深遠的健康課題。第五篇「神經病變性膀胱」，介紹尿床與尿失禁者，也有可能會遇到的其它疾病問題，特別是年齡已屆青少年，如果還有尿床困擾，經多次治療都無效者，且伴隨嚴重便秘者，需要考慮此疾病的可能性。第六篇「你問我答」，將平常大家的提問，再作一個簡要的回答。

祝福天下兒童都能乾爽一生！

Fang

楊緒棣　　　合十

臺北慈濟醫院　副院長
慈濟大學泌尿科　教授

於臺北慈濟醫院
2019 年 5 月

目次

第一篇

尿床治療最新觀念

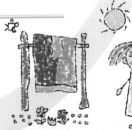

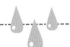

第一章
兒童尿床與尿失禁：一個被忽視的疾病

　　「兒童尿床與尿失禁」在我當醫學生的 1980 年代，是一個較被忽略的議題。不但課堂上老師教的少，連課本內容也很少講到。當時最流行的觀念是：**「尿床長大就會好，尿床是心理因素作祟」**。1995年到美國進修時第一次聽到完整的尿床介紹，竟然有這麼多的因素牽涉在裡面，治療上有許多的困難與挑戰，真是開了眼界。但是 1997年初回國時，我也不是特別在意，只知道使用藥物來減少夜間多尿症。

　　我對尿床研究的真正開始，應該要從 1999 年三月說起。當時在臺北舉行第一次尿床研討會，我抱著踢館的心態，想去糾正主辦單位對抗利尿激素的偏愛，卻反而一頭栽入尿床的研究中。將近二十年以來跟著歐美大師的腳步前進，逐漸累積了一些臨床的經驗，以及個人一些心得和看法。2000 年元月和一些小兒科及泌尿科同好組成「臺灣尿床研究會」，並推出了臺灣版的尿床治療建議。接著在同年三月舉辦第二屆的尿床與兒童排尿障礙研討會，吸引了國內外二百多位專家、學者參加。快速蓬勃的發展，引起國際尿床研究中心（IERC）的注意，並邀請臺灣尿床研究的代表們到比利時的根特（GENT）參加他們千禧年的尿床研討會。在根特遇到了兒童排尿障礙的世界級權威胡北克教授（Piet Hoebeke），受其啟蒙與影響，我也鑽入兒童排尿障礙的領域，深入尿床的世界。由踢館到加入尿床的研究，也算是人生中意外的轉折。2017 年另一批專精於尿床治療的兒童腎臟科與泌尿科醫師再次聚集，提出第二版的治療建議，主要內容將會在下一章中介紹。

　　雙禧年參加比利時的研討會時，不能免俗地也順道參觀了布魯塞爾尿尿小童。尿尿小童的故事有二種版本。流傳較廣的是二次大戰期間，尿尿小童見火藥的引線正在燃燒，情急生智，脫下褲子將尿灑在導火線上，而解除了盟軍火藥庫的的一場大災難。然而尿尿小童已有三百年歷史，二次大戰才過去 60 年，此說不可信。另一種版本是說，比利時人以前常遭法國人欺負，兒童也不例外。男童被綁在高台上，連尿尿的自由也沒有，不得已只好在光天化日之下尿尿。塑立男童像，是要比利時人不要忘記這段悲慘的過去。不管真相如何，這個雕像已是比利時的國寶（圖 01-1），有他專屬的服裝博物館。每逢各國重要使節訪問比利時，尿尿小童就穿起該國服裝來歡迎他們。據說臺灣也送了一套長袍馬褂，可惜他一直沒有機會穿。

　　尿尿小童光天化日之下尿尿是很可愛，但是家裡的寶貝每天尿濕床單，或老是白天不經意的尿濕褲子，卻是令父母與兒童極為難堪。二、三十年前認為尿床長大了就會好，心理因素作祟是尿床最大原因。**現在認為生理因素是造成尿床的主要原因，而心理症狀多是續發於尿床而來，很少是主要原因**。十年前廣泛使用抗利尿激素，可以迅速控制住尿床，引起醫界一連串的研究。最近的重點則轉到排尿障礙上，那些抗利尿激素無效者，可能是膀胱功能出了問題。尿床兒的大腦覺醒中樞異常，最近有更多的認識。至於治療尿床的老藥：妥復寧（Imipramine），過量時可能會造成心室性心搏過速，乃至於死亡，需要小心使用。

　　回顧個人 2001 年前，對三百例尿床的診治經驗發現，單一症狀尿床者佔 40%，併有便秘者 20%，日間頻尿者 20%，尿路感染者 12%，懶惰性膀胱者 6%，其他 6%。大多數病人也可以使用一種或多種藥物治癒，而少數病人則需要手術治療，特別是合併有明顯的膀胱頸狹窄或尿道環者。臺灣南北各地的尿床患者，願意奔波到臺北求診，頗令

我驚訝。也許臺灣大部分醫師認為尿床不是什麼大問題，而較少投入時間研究和關心此病吧！臺灣已進入已開發國家之林，家中的兒童數目越來越少，小王子與小公主的尿床問題越來越多。現代醫學救命的本事已經很了不起了，改善生活品質的研究則待我輩積極開發。

　　本書集結個人近 20 年治療尿床的臨床經驗與心得，希望這本書的出版能幫助尿床兒與他們的父母，也提供一些相關知識給專業人士參考。誠摯祝福所有的兒童都能「乾爽過一生」！

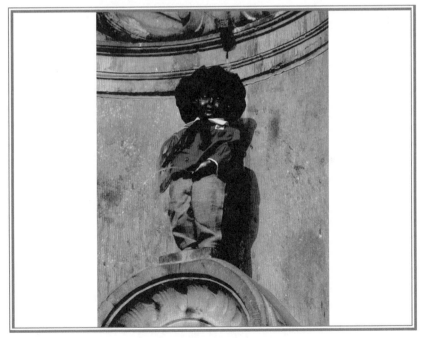

圖 01-1：可愛的比利時尿尿小童，然而兒童當街尿尿，卻有失控的感覺，令小孩自尊心受損，家長沒面子。

小叮嚀：

尿床是一個不可忽視的疾病，特別是尿床每週四次（含）以上、有日間尿失禁、或者到國中還在尿床者，都應該趕快求醫，也許伴隨有嚴重的疾病，宜及早就醫。

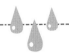

第二章
尿床治療指引 2018

　　這一章將介紹臺灣新出版的《尿床治療指引》（圖 01-2），以及近年來關於尿床尿失禁的相關治療指引。對於想了解兒童尿床與尿失禁如何治療者，這將是一個很重要的資訊來源。治療指引不是治療的聖經，而是推薦如何做診斷與如何做治療，可能比較好而已。每一個兒童都是獨立的個體，必須要有「精準」的治療，因此每一個兒童所接受的診斷與治療，就或多或少會有差異，絕不可以固執地以為，沒依照治療指引做就是錯誤。

　　臺灣的兒童尿床專家在 2000 年有一次盛大的聚會，做出了第一版的《尿床治療指引》，刊登在臺灣泌尿科醫學會與兒科醫學會的期刊上（附錄一）。2017 年又有第二次的聚會，這一次依然是由兒科與泌尿科專家醫師共 12 位組成委員會，經過熱烈的討論後所呈現的結果，由王大民主委擔任第一作者，我為第二作者暨通訊作者，幾經修飾與潤稿，於 2018 年五月刊登於《臺灣醫學會雜誌》上，向全世界介紹臺灣的作法。診斷與治療的流程可以參見（圖 01-3），父母可以順著這個思路，與醫師一起討論適當的治療。因為當時並不是在每一個爭議點上都有充足的科學證據，因此本「治療共識」特別將表決的結果忠實呈現出來，以讓沒有參加此討論會的醫師，乃至於家長，可以了解問題的複雜性。以下擇要說明。

Journal of the Formosan Medical Association (2018) xx, 1-8

Available online at www.sciencedirect.com

ScienceDirect

journal homepage: www.jfma-online.com

Review Article

尿床治療指引2018
Management of nocturnal enuresis in Taiwan: Consensus statements of the Taiwan enuresis expert committee

Ta-Min Wang [a], Stephen Shei-Dei Yang [b,*], Jeng-Daw Tsai [c], Mei-Ching Yu [d], Yee-Hsuan Chiou [e], Kuo-Liang Chen [f], Hong-Lin Cheng [g], Jesun Lin [h], Hsiao-Wen Chen [i], Hann-Chorng Kuo [j], Shyh-Chyan Chen [k]

本文楊緒棣
為責任作者

圖 01-2：臺灣尿床治療共識。

一、沒有爭議的部分

1. 經由問診、問卷、理學檢查、尿液檢查等的協助，將尿床區分為單一症狀尿床與非單一症狀尿床。非單一症狀尿床宜轉給專家做進一步的診斷與治療。

2. 單一症狀尿床應先做行為治療

3. 行為治療若無效，可以考慮做選擇性檢查，例如腎臟與膀胱超音波、尿流速圖等。

4. 尿床的第一線藥物治療為抗利尿激素。**積極的**行為治療為尿床鬧鈴行為治療。

5. 單一藥物治療無效可以考慮並用抗乙烯膽鹼等。再無效可以考慮使用第三線藥物 imipramine、或改用尿床鬧鈴治療、或轉診給專家。

6. 尿床鬧鈴治療無效者，可以改用藥物治療、或轉診給專家。

7. 尿床頻率減少為 0-49% 時稱之為無效。尿床頻率改善 50% 以上～99% 時稱為有部分治療反應，完全沒尿床時稱之為完全的治療反應。

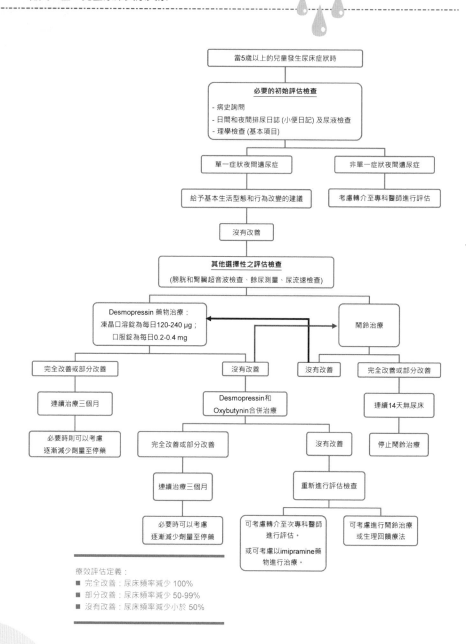

圖 01-3：臺灣建議的尿床診斷與治療流程圖。

二、有爭議的部分，經過投票表決的結果如下表 01-1。

主題	非常同意＋同意	不同意
滿五歲應開始接受檢查，滿六足歲以後開始接受治療。	91%	9%
應該要記錄夜間以及日間的小便日記。	100%	0%
驗尿應該是必要檢查項目。	91%	9%
重點式的身體理學檢查就足夠。	82%	18%
腎臟與膀胱的超音波為選擇性（optional）的檢查。	100%	0%
尿流速圖與膀胱超音波殘尿檢查為選擇性的（optional）。	82%	18%
尿床的治療應該從行為治療開始。	100%	0%
第一線的藥物治療為抗利尿激素 desmopressin 快融錠 120 微克或一般口服錠 0.2 毫克。	100%	0%
治療後 1-3 個月應該進行療效的評估。	91%	9%
藥物治療有反應者宜再治療三個月，評估療效並考慮結構化的減藥計畫。	91%	9%
單一藥物或鬧鈴治療效果不好者，可以考慮並用兩種藥物，例如抗利尿激素＋抗乙烯膽鹼。	91%	9%
如果併用兩種藥物治療以後，還是沒效時可以考慮使用抗憂鬱三環素 imipramine。	91%	9%

第三章
尿床與尿失禁相關的基本生理學

多數人，包括醫師都不喜歡枯燥的基礎科學，例如生理學。可是基本的生理與病理學卻是了解身體結構、致病機轉、制定治療對策與開發新治療方法的基礎，因此本章還是要簡單介紹跟尿床與尿失禁有關的生理與病理學，對於要了解孩子的膀胱發生了什麼事，為什麼要接受某種治療的家長，這一章雖然有點難，卻是必看。如果只想遵循醫囑，配合治療就好的家長，就可以跳過這一章，以免頭痛。

一、了解膀胱與排尿的相關生理學與病理學

有了充分的認識，才不會採用錯誤或無效的方法，浪費時間與金錢。在後面第二篇很詳細介紹過尿床的三大原因：夜間多尿症、膀胱容量變小、睡眠覺醒中樞異常。進一步介紹的十個可能的原因，都是在幫助父母與兒童了解這一個發育中最晚成熟的器官——膀胱。以下補充說明尿液的製造與傳送，幫助大家更加了解相關的知識。

尿液從腎臟製造出來後，經輸尿管傳送到膀胱儲存，再經一段時間後膀胱將尿液擠壓到尿道而後排到外面（圖01-4）。這個貯尿或排尿的動作必須由大腦前額葉的排尿中樞啟動，經由複雜的神經傳導後將訊息集合到橋腦的排尿中樞，然後將貯尿或解尿的命令下傳到脊髓。胸髓附近的交感神經叢，腰髓與尾髓附近的副交感神經叢，再加上來自尾髓的體腎精等三套神經系統的交互作用，做出貯尿或解尿的動作（圖01-5 ～圖01-6）。例如興奮交感神經會使得膀胱放鬆，貯存更多的小便，幫助人類在面對野獸或外來重大壓力時，可以跑得

更遠，中途不必停下來尿尿。而興奮副交感神經時，會造成膀胱逼尿肌收縮；抑制交感神經，使得內括約肌放鬆；同時抑制受意識支配的體神經，使外括約肌放鬆，小便才可以順利排出來。這個複雜的收縮／放鬆的協調動作的協調中樞位於尾髓，所以包含脊柱裂或脊髓外傷等原因，若傷害到尾髓，就會有排尿障礙的發生。有一些人上述神經中的一條或多條神經永久損壞則會造成神經病變性膀胱，永遠不會小便。另有一些人的協調動作則是因為後天學習錯誤，特別是體神經支配的外括約肌，及其相關的骨盆底肌異常收縮，因而造成功能失調性排尿障礙！

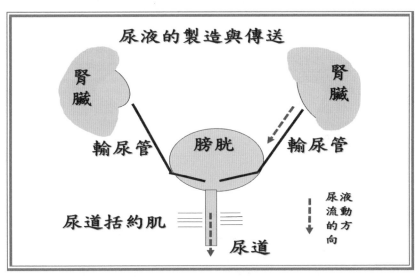

圖 01-4：尿液自腎臟做出來，沿著輸尿管傳送到膀胱貯存，再於符合社會文化的環境時，由大腦下解尿的命令，尿液才自膀胱沿著尿道解出來。

小叮嚀：

　　血液中的新陳代謝物或不需要的物質，會被腎臟過濾出來成為尿液。經過輸尿管傳送到膀胱，於特定時間在自尿道解出來。

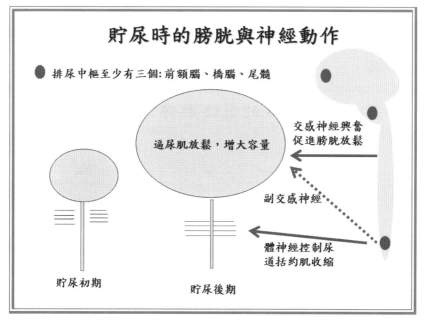

圖 01-5：貯尿時大腦會持續放出抑制膀胱收縮的訊號到橋腦，下傳到脊髓，再透過（1）交感神經與（2）副交感神經傳送命令給膀胱，持續放鬆膀胱的逼尿肌，因此貯存尿液時膀胱的內壓不會上升。同時會透過（3）體神經發命令給尿道括約肌，收縮尿道括約肌，才不會漏尿。

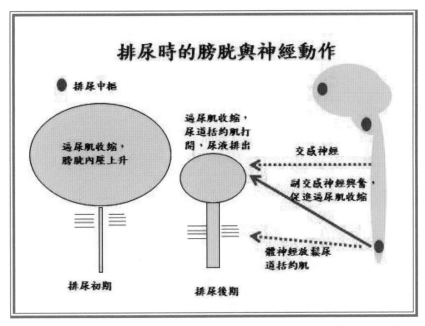

圖 01-6：解尿時大腦會短暫放出命令膀胱收縮的訊號到橋腦，下傳到脊髓，再透過（1）交感神經與（2）副交感神經傳送命令給膀胱，開始收縮膀胱的逼尿肌，因此內壓急速上升。同時會透過（3）體神經發命令給尿道括約肌，放鬆尿道括約肌，順利將尿液解出來。

第二篇
關於尿床，
媽媽最想知道的幾件事

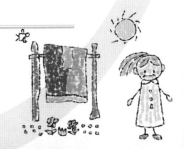

第一章
我的寶寶長大後，尿床就自然會好嗎？

綾萱就讀小學一年級，是個功課、體育、美勞樣樣第一的班長，只是最怕同學知道她尿床的祕密——多沒面子呀！

國榮小學四年級了，身上常有尿騷味，同學都不願意和他玩，請假在家是他最快樂的時光。

炎炎夏日來臨，放暑假囉？小智是國小五年級的學生，小智的同學們大都在暑假規劃許多活動，有野外露營、澎湖海洋之旅、東京迪士尼親子遊，甚至美語遊學團，看在小智的心裡是既羨慕又忌妒，小智雖然看起來的外表，和同年齡的小孩無異，但是現在還會尿床，帶著尿布去參加營隊過夜，那不是丟臉死了？

寒冷的冬季，可以窩在暖烘烘的被窩中睡上一覺，是一件幸福的事，但是小學六年級的阿芳，卻不怎麼喜歡冬天，因為天氣寒冷時，身體發涼不會出汗，尿液自然就會增多，第二天只見尿液沾滿全身與被褥，而冬天又多陰雨潮濕的日子，被褥濕了不容易弄乾，小芳的被窩老是臭烘烘的，半夜起床換衣服，又怕著涼，難怪小芳尿床，爸媽就會抓狂。

銘雄是中正預校一年級的學生，每天起床最煩惱的是：床單溼了沒？同學與教官們知道了，還有男子氣慨嗎？

彩萍是高三的應屆畢業生，為了希望能順利參加畢業旅行，終於下定決心從南部北上求診。

志明，目前在金門當兵，因為每天晚上都會尿床，個性因此顯

得害羞與自卑，不敢與同袍親近，最痛苦的是在冬天時，被子濕了不知道該怎麼蓋，出太陽時還可以拿被子出來曬一下，若沒有太陽就很難受了。

許許多多不為人知的尿床小故事散佈在臺灣各地，這些患者卻沒得到適當的照顧。

◎我們家的王子與公主何時不會再尿床呢？父母的最想知道的答案

有一個尿床王子的故事是這樣說的：拉拉國的七歲小王子聰明可愛，唯一令國王感到苦惱的事情是：每天都會尿床。萬一長大後還在尿床，成了尿床國王，豈不羞死了！國王懸賞黃金萬兩，希望能趕快治好小王子的隱疾。使用各種珍禽異獸作偏方的巫師、發明「尿床自動感應器」的科學家、將尿引流到棉被外的河川工程師、打造精美馬桶來吸引王子去尿尿的心理師……等各路人馬用盡法寶，均束手無策。最後是伺候王子的老婆婆向國王保證：「交給我治療，三年後保證不尿床。」

老婆婆會贏得萬兩黃金呢？還是被砍頭呢？（圖02-1）請看下面的分析：根據國內外的研究顯示：七歲的孩子，約有 6%-10% 的機會仍會尿床，其中小王子大約是小公主的 2 倍。每一年大約有 15% 的孩子會自然痊癒。一直到十五歲仍有 0.5%-1% 的人仍為尿床所困擾。以每年 15% 的痊癒率來算，一年後小王子仍會尿床的機會為 85%，二年後為 72%（85% ＊ 85%），三年後為 61%（72% ＊ 80%）。也就是說三年後老婆婆只有不到一半的機會贏得萬兩黃金。

故事的結局是，老婆婆什麼也沒做，用「時間」將尿床治好了！

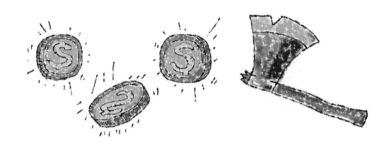

圖 02-1：老婆婆為王子治尿床，會得金幣還是被砍頭？

所以下一個小王子再有尿床的毛病時，應該向國王要四到五年的時間，才有一半的勝算可以贏取獎金。故事中的老婆婆實在是太幸運了！

◎尿床，長大後並不一定會好喔！

多數人想到尿床的直接反應是「長大就會好！」，因此不需要接受治療。從以上的真實的事例，可知到了高中乃至就業後都還有人還在尿床，不知道如何克服尿床！

尿床長大以後真的自然就會好嗎？國內外許許多多的研究顯示，小學一年級（7歲）學生中，十個仍有一個會尿床，而到小學畢業時，這些尿床兒中仍有 20% 還在尿床。在成人世界中，每一百個成人仍有 0.5-1.0 個人還在尿床，所以「尿床可不一定會自己好喔！」綜合世界各地的研究，可以用一個簡單的圖來呈現兒童在成長過程中，尿床盛行率逐年下降的情形，但是不會降到零喔！從以下的圖中也可以發現小王子尿床的盛行率高於小公主（圖 02-2）。

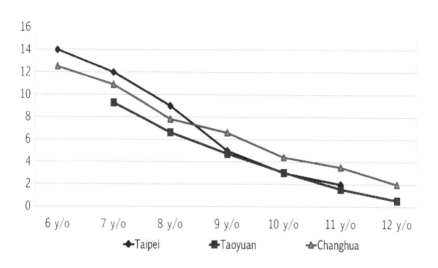

圖 02-2：尿床盛行率隨著年齡增加而減少。此為臺灣三個尿床流行病學調查的綜合曲線圖。（邱益煊教授繪圖提供，資料來源 Chang P：BJU Int 2001；87：678, Tai HL：Acta Paediatr 2007；96：242, Cher TW：J Urol 2002；168：1142）

　　從香港的研究發現，<u>每星期尿床 3 次以上者，比較難自己好起來（圖 02-3）</u>。每星期只有尿 1-3 次者，隨著年齡的增長，夜間乾爽的情況比較容易達成，這個訊息對家長很重要，所以確實記錄每星期尿床的次數，再決定是否去看醫師，也是可行之道。

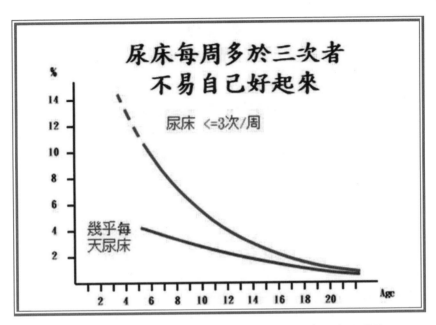

圖 02-3：每星期尿床的平均次數與各年齡層尿床盛行率的關係。
（ICCS 尿床資料庫）

小叮嚀：
　　尿床長大不一定會好，特別是尿床每週四次（含）以上、有日間尿失禁、或者到國中還在尿床者，請務必適時求醫尋找病因，為孩子找到乾爽的人生。

第二章
尿床是心理因素作祟嗎？

許多家長認為：隔壁家的小孩，或者家中其他成員很早就不會尿床了，特別是有弟弟妹妹都已經不尿床的，因此不免產生這個疑問：「怎麼這個傢伙還在尿床？是在搗蛋嗎？是心理因素作祟嗎？」

◎小孩的壓力：夜夜床單濕，心事誰人知

事實上夜間遺尿（尿床）是造成兒童身心困擾的常見原因之一，卻沒有得到適當的重視與處理，因此多數尿床兒會有內向、害羞、低自信心等人格特質，讓許多父母誤以為尿床是心理因素造成，而採用懲罰、責備等「心藥」來醫。許多的研究顯示，心理因素很少會導致尿床，但是尿床卻會造成許多心理後遺症狀，而這些症狀在尿床治療後也都會消失。

尿床兒當中雖然 90% 約在國小畢業時會痊癒，但是這個成長的過程中，因尿床所帶來的心理壓力與創傷是非常明顯的，特別是已現代化的臺灣生活型態，小學生就已經參加課外活動或團體旅遊，到外面宿營。尿床被許多兒童認為「還沒有長大」、「像小 baby」，因此是許多兒童不能說的祕密。因此尿床兒每一次的外宿，都是一次嚴峻的考驗，深怕自己尿床的祕密會曝光，尷尬萬分。因為此項隱疾使得尿床兒不敢參加期盼已久的畢業旅行，更是尿床兒心中永遠的痛。（圖 02-4）因此積極地治療尿床，不僅能幫助孩子建立信心，改進學習效率，更能促進良好人際關係的建立。

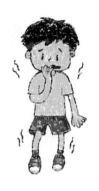

圖 02-4：尿床會造成兒童
心理負擔。

◎媽媽的壓力：半夜喚兒醒、寒天洗被辛

　　冬天洗被單，寒夜中喚醒沉睡的小孩，是媽媽最可憐的差事了。
（圖 02-5）臺灣許多盡責的媽媽，常常半夜起床叫小孩去尿尿，希望
能有個乾爽愉悅的早晨。為此媽媽隔日上班的精神，常是無精打采，
容易發呆的，可是孩子照樣把床單尿濕了。媽媽工作不順、心情不
好，尿床兒就難逃一頓責罰。因此尿床的治療的第一個目標，是幫助
媽媽減輕生活及心理負擔，促進家庭和諧，多些精神處理公務私務，
增加生產力。

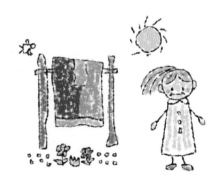

圖 02-5：孩子總是尿床，
洗曬被單徒增媽媽的困擾。

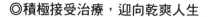

◎積極接受治療，迎向乾爽人生

尿床的原因非常複雜，治療也必須因人而異。從行為調整、藥物、復健到手術，針對特別的病因給予特別的治療方法，才能痊癒，而不能只用一招半式去闖江湖，或者痴痴地等尿床自動消失。

再次提醒家有尿床兒的父母：勇敢地走出來，積極接受治療，迎向乾爽快樂的人生。

小叮嚀：

尿床多半不是心理因素造成，反而是尿床造成心理上的傷害，例如自卑、內向、「像小 baby」等。尿床治癒後，這些心理症狀通常會消失。

第三章
造成尿床真正的原因是什麼？（簡明版）

父母們知道心理因素不是主要的尿床原因以後，最常常問的問題是：那到底是什麼原因造成我家的小寶貝會尿床？常聽人家說這個小孩屬於「冷底」，才會多尿與尿床，是這個原因嗎？

中醫將人的體質分為「冷底」與「熱底」兩類，冷底也可以稱之為寒底，體質多瘦弱偏寒，愛好和適合溫補與煎炸的食物。如果「冷／寒底」的人錯食涼冷的食物，容易有「尿多頻仍且色淡」等情形。中醫對「冷底」體質的定義不是很清楚，但是我們的研究中發現，肥胖的孩子容易尿床。便秘也是屬於燥性或「熱底」的體質，便秘者也容易有尿床與尿失禁等現象，所以不是只有「冷底」的孩子才會尿床。

一、尿床的三大原因

根據國內外的研究，我們可以將尿床的原因簡化為三大類：夜間多尿、膀胱太小、與大腦覺醒中樞異常。（圖 02-6）也就是說因為夜間多尿，或膀胱太小時，膀胱在夜間很容易脹滿，這個訊號若傳到大腦的覺醒中樞，就會喚起睡覺中的孩子，起床尿尿，成為夜尿症。如果這個訊號若傳到大腦的覺醒中樞，大腦決定忽略它，不去喚起睡覺中的孩子，而任膀胱反射動作發生，就成為尿床。成人夜尿症與兒童尿床的原因大同小異，主要差別是在膀胱脹滿的訊號傳到大腦時，喚醒個人去尿尿，是為夜尿症。喚不醒個人，尿在床上就是尿床。以下再逐一說明。

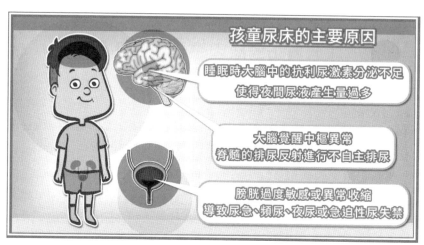

圖 02-6：尿床的三大原因。

二、大腦覺醒中樞遲鈍與膀胱雜訊過多

許多父母發現尿床的孩子，睡著以後很難被叫醒，誤以為他們睡很沉。其實真正原因可能是：他們的睡眠品質不好，一直睡不夠，而不是睡太熟了。

嬰兒時膀胱脹尿就會刺激脊髓，將訊號傳到大腦，大腦再發布命令下來，才誘發排尿動作，因此睡眠中的嬰兒其實很少尿尿的。多數孩子的大腦白天可以接受這類訊號，並管制在什麼場所與什麼時間尿尿，這是長大的重要象徵，醫學上稱之為社會性尿禁制（social urinary continence）。隨著年齡增長，不知道什麼因素，某些孩子到了晚上睡覺時，大腦的排尿管制中樞也跟著睡著了，使得脊髓的排尿反射變成自主，膀胱一漲就尿床了，因而出現尿床。

多數父母會抱怨尿床兒睡著後不容易被喚醒，似乎睡得很沉。

觀察腦波、睡眠中的肢體動作數，加上膀胱壓力圖等的檢查，我們發現，其實這些尿床兒熟睡時間（快速動眼期）是比較短的，膀胱在貯存尿液時就不斷會發布雜訊給大腦，四肢移動的次數也比較多，大腦覺醒中樞深受其擾，採取不理會的策略，繼續睡覺。可是到了真正膀胱大收縮，準備要尿尿的時候，反而不理會這個訊號，繼續睡下去。所以從膀胱發送到大腦的雜訊太多，干擾熟睡期，才是大腦覺醒中樞遲鈍的原因。

三、夜間多尿症與抗利尿激素不足

夜間多尿症是尿床最常見的原因，這也是中醫描述的冷底的人－－「尿液稀薄而淡白」。吃了有利尿作用的食物，夜間小便會製造更多，尿床就更明顯。如果是白天與夜間小便量都很多，屬於全日多尿症；只有晚上夜間的製造比常人多，稱之為夜間多尿症。

全日多尿症的定義為：全日小便量多於：體重（公斤）＊ 40 毫升的數字。例如 30 公斤的小孩全日小便量多於 1,200 毫升（40 毫升＊ 30（公斤）），就是全日多尿症了。有此現象首先要排除是否飲水太多，造成尿液製造太多，再來才是考慮比較少見的糖尿病與尿崩症。

夜間多尿症：是指夜間小便製造量多於預期膀胱容量的 130%。

預期膀胱容量的計算公式為：（足歲數＋ 1）＊ 30 毫升。所以一個 8 歲的小孩，其預期膀胱容量為（8 ＋ 1）＊ 30 ＝ 270 毫升。如果睡著以後的時間，小便量大於 270 ＊ 130% ＝ 351 毫升，那就是夜間多尿症了。睡前飲水太多，也是夜間多尿症常見的原因，一定要注意。睡前兩小時已經限制水分的攝取，睡著後尿液的製造還是很多，就可能是抗利尿激素分泌不足了。

　　北歐有多位學者，仔細研究尿床小孩發現，他們睡覺時尿液的製造反而比白天多而淡，不像成人一般早上第一泡尿特別濃。進一步研究發現，尿床兒的抗利尿激素（AVP）在沉睡時沒有顯著上升，使得夜間尿液無法濃縮，因而造成夜間多尿症。臨床上投予人工合成之抗利尿激素（DDAVP），多數兒童的尿床可以明顯改善，可以證明尿床與抗利尿激素間的相互關係。但仍相當多的尿床兒童對 DDAVP 無反應，則可能是膀胱功能性問題。少部分人則是腎臟對 DDAVP 的反應不佳，即使補充了抗利尿荷爾蒙，腎臟還是無法將水分吸收回體內，因而持續有夜間多尿症。

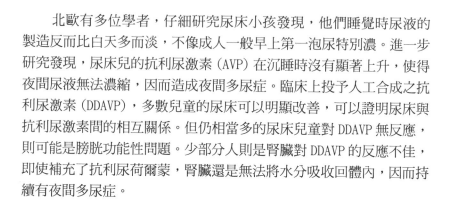

小叮嚀：重要名詞解釋。
- 預期膀胱容量＝（足歲數＋1）＊ 30 毫升
- 夜間多尿症＝睡眠期間尿液製造量 >130% 預期膀胱容量
- 全日多尿症＝ 24 小時尿液製造量 > 體重 ＊ 40 毫升

四、膀胱過動症與膀胱容積變小

　　「膀胱過動症」是一個最近幾年被廣為介紹的疾病，字面上的意思是指膀胱收縮的動作過於頻繁，臨床上是指：有急尿感無法忍尿的現象。有無伴隨急迫性尿失禁或頻尿都可以。由於膀胱過動症通常會以能增加膀胱容量的藥物來做治療，因此在這裡就將它與膀胱容量變小畫等號。如果全日的單次小便量都比預期膀胱容量的 2/3 少，那麼就有膀胱太小的問題了。一個 8 歲的孩子預期容量為 270 毫升，如果最大單次小便量不到 180 毫升，那就是膀胱容積變小了（圖 02-7）。

膀胱容積應隨著年齡增長而增加，但有些人的膀胱容積卻小於同年齡的小孩。此外，一些難以診斷出來的細微膀胱神經病變，也會造成膀胱的功能性容積變小。膀胱小，很快就達到要去小便的容量而尿床。有一些兒童白天的膀胱容積正常，但夜間膀胱容積卻變小，也是有可能。我們以夜間連續膀胱壓力圖監測，可以發現到膀胱整體體積變小，或逼尿肌不穩定收縮增加的現象。至於白天與夜間膀胱容積皆小者，則會出現較為顯著的頻尿、急尿症候群，甚至有尿流速減緩等阻塞現象。

　　膀胱容量變小與便秘有密切的關係，請參見本篇第五章有便秘的詳細介紹。

小叮嚀：
　　尿床三大原因：夜間多尿症、膀胱容量變小、大腦覺醒中樞異常。

日期 2/3					日期 2/4		
時間	喝水量	尿量	急尿感	漏尿	時間	喝水量	尿量
7:30		100			9:10		90
4:20	150				9:15	180	
9:40	100				12:10	800	
10:10	150				1:30	100	
10:15	50	50			14:00		70
11:40	150				14:20		90
12:00		50			18:30	150	
12:50		50			19:00		65
13:10	75				19:35		70
15:00		100			20:35		100
16:15	150				21:25		50
18:30		50			22:05		50
20:30	100				23:50		50
22:00		90					
23:50		30					
就寢時間：22:00					就寢時間：22:00		

圖 02-7：某一位 8 歲男孩的小便日記，其最多小便量為 100 毫升，遠小於他的預期膀胱容量 270 毫升。他的身體其他部分都很健康，也沒有便秘，就是只有膀胱容量比較小，因此會尿床，且不容易治療。

第四章
造成尿床真正的原因是什麼？（詳細版）

　　上一章簡單說明了尿床的三大原因，這一章再進一步說明可能造成尿床的十一大原因（圖 02-8），一般的家長可以略過此章不看，對事理喜歡探討清楚者可以細讀，並且了解到尿床這門學問的複雜以及治療的困難。

　　十一大原因中的飲水過量、抗利尿激素分泌不足、睡眠覺醒中樞異常等，已經在前面章節說明過，不再贅述。便秘／大便失禁的診斷與治療，對於尿床／尿失禁的治療上有舉足輕重的角色，將於下一章仔細說明。本章要詳細說明其他六項原因，另外補充說明續發性尿床的原因，這樣才能涵蓋尿床的所有可能的病因。

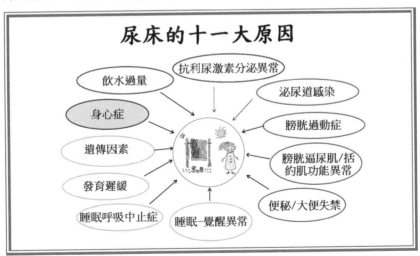

圖 02-8：尿床的十一大原因。

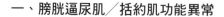

一、膀胱逼尿肌／括約肌功能異常

這是一個不容易懂卻很常見的現象，特別是小女生，以下說明之。一般人小便時是膀胱收縮，尿道括約肌打開，尿流快速衝出來。可是有些人膀胱收縮的同時，尿道括約肌閉鎖得更緊（圖02-9與圖02-10）或者斷斷續續關起來，尿流就會斷斷續續（圖02-11）或者速度變慢，乃至於尿不出來。尿尿的姿勢錯誤，膀胱過脹等都容易出現此現象，找到原因，治療就容易。不是上述原因所造成，又沒有神經學病變者，治療就比較困難，骨盆底肌的放鬆復健法，也許會有效。

二、泌尿道感染

最常見的泌尿道感染是膀胱炎，膀胱會出現刺激性的症狀，例如頻尿、急尿，乃至於尿失禁等。膀胱過動症、便秘等也容易造成泌尿道感染。頑固性尿床、續發性尿床與日間尿失禁等，務必要反覆排除泌尿道感染的可能性，才能根治尿床與尿失禁。嬰幼兒期曾經罹患過泌尿道感染者，長大後也容易出現尿床與尿失禁，家長早一點告知醫師，有助於後續的診斷與治療。

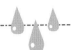
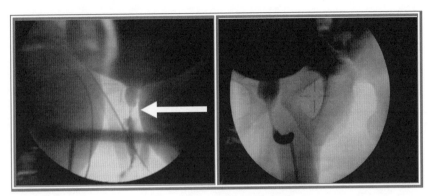

圖 02-9(左)與圖 02-10(右):排尿時鎖得更緊的尿道括約肌(箭頭所指之處),圖 02-9 為女性,圖 02-10 為男性。

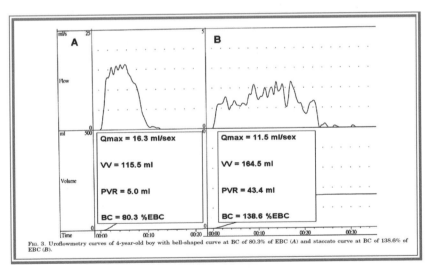

圖 02-11:正常的小便圖型(A)與不正常的鋸齒狀圖型(B)。

三、睡眠呼吸中止症

睡覺時打鼾似乎是一個常見的現象，約有一成的學齡兒童有打鼾現象，而其中又有 2% 到 3% 有睡眠呼吸中止症（sleep apnea）的問題。有嚴重睡眠呼吸中止症者，將近半數有尿床的現象，所以睡眠呼吸中止症與尿床有密切的關係。

睡眠呼吸中止症的原因之中，有相當高的比例是與扁桃腺肥大等造成呼吸阻塞有關，有特稱為阻塞型睡眠呼吸中止症（obstructive sleep apnea）。打鼾的孩子睡眠品質不好，卻也不容易被叫醒。睡眠品質不好，會影響身體的內分泌平衡，特別是抗利尿激素的分泌，因此造成夜間多尿症。睡眠品質不好，會影響學童日間的學習，因此被誤以為是注意力不足過動症。

如同「尿床長大就會好」的迷思一樣，許多家長也誤以為「打鼾長大就會好」。如果超過九歲打鼾還是沒有改善，或者打鼾伴隨身心的症狀，還是應該早點就醫，尋找病因，將受適當的治療。

尿床小故事：打鼾造成頑固性尿床

2017 年 1 月 2 日 8 歲的小瑋跟著媽媽來看尿床，他幾乎每天都尿床。所有的檢查看起來都正常，膀胱也不會太小。一開始使用起始治療量的抗利尿激素來治療，沒有效果。加上增大膀胱容量的抗乙烯膽鹼，也是無效。2017 年 4 月安排做錄影尿動力學檢查，膀胱容量只有 160cc，小了點。用到最大劑量的抗利尿激素＋抗乙烯膽鹼，還是無效。小瑋的身高為 131 公分，體重為 31 公斤，BMI 為 17.8，不算胖。轉診給睡眠專家做檢查，發現他有中度睡眠呼吸中止症的現象，一個晚上平均發生 1.7 次。使用抗組織胺以及耳鼻喉科的治療，改善打鼾的症狀。2017 年 5 月將藥物調為抗利尿激素＋抗憂鬱的三環素，症狀逐漸得到控制，然後不尿床了。逐漸減藥，終於跟尿床說再見！

四、發育遲緩

　　發育遲緩似乎是一個最容易被醫師與家長接受的原因之一，因此就有「等長大就會好」的迷思。在這裡要提的，是指會影響全身的發育，特別是大腦發育的某些先天性疾病，都可能會造成尿床。例如甲狀腺功能低下症、智能不足症（IQ 低於 70）等等。膀胱算是發育成熟最慢的體內器官，一歲以下時有 20-30% 的嬰兒，有所謂的生理性膀胱逼尿肌／尿道括約肌不協調。因此在這個年齡發生尿液逆流者，建議要等一足歲以後再重新評估治療與否。根據我們的研究，膀胱的感覺與排空的控制，要等到七足歲以後，才比較完全，膀胱過脹的現象會減少，而排空的效率會提升。所以任何先天性疾病都可能影響

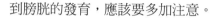

到膀胱的發育，應該要多加注意。

五、遺傳因素

尿床是會遺傳的！如果父母之中有一位小時候是尿床兒，則其小孩就有 40% 的機率成為尿床兒；至於父母雙方小時候都有尿床現象，則他們的孩子有高達 70% 的機率成為尿床兒。根據北歐的研究，與尿床相關的遺傳因子是位在染色體第 13、12、22 對之上。

某些遺傳疾病，特別是影響到神經系統功能者，或直腸功能者，會有較高的比例有尿床／尿失禁的現象。影響神經系統功能者，有唐氏症、威廉氏症候群、癲癇、小胖威利等先天疾病。無肛症、巨結腸症者，容易有便秘，因此也容易尿床／尿失禁。顯性或隱性脊柱裂，會影響脊髓的排尿中樞，影響膀胱向上傳遞訊息到大腦，以及向下協調排尿動作，也都會增加尿床／尿失禁的發生率。

六、身心症

在前面介紹過，心理因素在現代尿床學裡，被認為是果，不是因，所以應該先找生理性原因，並且加以治療。而如果真的找不到生理性的原因時，也許再回頭找心理因素。少部分尿床兒是因為家中有新生兒誕生，使得較大的孩子藉著退化至嬰兒的尿床行為，來重獲父母的愛憐；或因為父母不和等精神因素，使得孩子藉著尿床來向成人世界抗議；搬新家、換學校、換老師有時候，也會帶來兒童生活上的適應問題。如果出現這些重要的生活事件，可以與醫師討論是否與尿床的突然發生有關。因為嚴重的心理因素造成多種行為異常，附帶造成兒童的尿床，這需要專業的兒童身心科專家的協助。

> 尿床小故事：身心症造成尿床
> 小璇在一年級以前表現都很正常，二年級時跟著爸爸媽媽從南部搬家到新北市以後，學校老師很嚴格，功課又跟不上，心裡常有壓力又說不出來。課堂間想去尿尿又不敢說，逐漸出現尿床的現象，乃至於日間也偶而會滴幾滴尿在褲子上。找出原因以後，尿床藥物＋心理輔導＋課業輔導，小璇重拾信心，不再尿床了。

七、續發性尿床者的原因

　　孩子曾經停止尿床超過半年以上，然後才再發生尿床的現象，稱之為續發性尿床。這通常是可以找到特別的原因，除前述提到的家庭重大生活事件，其他要查明的還有泌尿道感染、便秘、感冒、扁桃腺發炎、蟯蟲等都有可能會造成尿床。

八、頑固性尿床的原因

　　經過詳細的治療三個月以上，還是沒有顯著改善的，可以稱之為頑固性尿床，要轉給專精於尿床的兒童泌尿科醫師，或兒童腎臟科醫師治療。頑固性尿床的原因通常很複雜，特別要注意有無脊柱裂、糖尿病、癲癇的可能。少數先天性膀胱出口阻塞的疾病，需要以手術治療，例如膀胱頸功能異常、後尿道瓣膜、前尿道瓣膜／憩室等。膀胱逼尿肌／尿道括約肌協調異常者，需要專業的復健訓練。腎因性的多尿症，需要兒童腎臟科的治療。頑固性便秘伴隨尿床，則需要腸胃科醫師的協助。

小叮嚀：

　　尿床的十一個原因，可以分成三大類：

(A) 飲水過多、夜間抗利尿激素分泌不足等，與夜間多尿症有關。

(B) 膀胱過動症、膀胱逼尿肌／括約肌協調異常、便秘、泌尿道感染等，與膀胱容量變小有關。

(C) 遺傳因素、發育遲緩、睡眠呼吸中止症等，與睡眠覺醒異常有關，並且與前述兩大類原因或多或少都有相關，比較複雜且難治療。

第五章
什麼是便秘？為什麼會影響尿床？

「這個醫生看病很特別，我家寶貝明明是來看尿床等小便方面的問題，他怎麼一直在問便秘等大便方面的問題？」

這是許多來看診的家長的疑問，也是我 2000 年初到比利時根特學習兒童排尿障礙感到不解的地方，「我們明明是泌尿科醫師，為什麼要關心、診斷，乃至於治療便秘呢？」

一、便秘與尿床的小故事

13 歲大的小邑已經上國中了，幾乎每天都還在尿床。他害羞而安靜地跟著當藥師的媽媽來到門診，細說著他們倆拜訪過臺灣各地的名醫的失望經驗。仔細問起來，小邑在 2 個月大時得過發燒性泌尿道感染，小學四年級之前曾經有一段乾爽不尿床的日子，但是小四之後尿床越來越明顯，特別是八年級以後。雖然每天都有大便，但是都是乾硬的羊大便形狀，都要很用力才大得出來。理學檢查發現肛門附近有濕疹，尿液檢查有菌尿症。我先給予舒緩便秘藥品氧化鎂，一天三次，一次兩顆，一星期以後大便就變軟了，形狀出現香蕉型，解便輕鬆。尿液檢查恢復為正常，尿床減為每週 4 次。再將氧化鎂錠減為一天兩次每次兩顆，同時增加抗利尿激素。一個月後回診，媽媽興奮地報告說「28 個晚上只有某個星期天早上起床褲子是濕的，而且孩子變得有自信，學習情形改善，功課進步了十幾名！」。他在飲食中增加了纖維質，適量飲水，再經過三個月的治療，小邑完全脫離尿床的夢靨與藥物的騷擾了！認真治療便秘，尿床乃至於泌尿道感染都一起

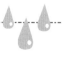

說 Bye-Bye.

二、膀胱與直腸的相互關係

　　人在胚胎時期大便、小便、以及生殖的通道都是同一個，稱之為「泄殖腔」，胚胎發育的時候，大便的通道（直腸）會先與生殖道及泌尿道（膀胱＋尿道）分開，然後泌尿道再與生殖道分開。母雞生雞蛋與大小便都是同一個共同開口，稱之為泄殖腔口，在雞鴨等鳥類是正常的，但是有些孩子的發育停留在這個時期，就會成為泄殖腔異常症，包括無肛症、泄殖腔外翻症等。若泌尿道與生殖道無法完全分開，稱之為持續性泌尿生殖道（persistent urogenital sinus），這在少數的女嬰中會被診斷出來。所以，從胚胎學的角度來看，大小便的通道，都是源自泄殖腔。

　　大腦與脊髓的排尿與排便的神經中樞，也都非常靠近，容易互相產生影響。將直腸以水球撐大以模擬便秘的情形，可以發現膀胱容量會變小。因此有一邊出問題，另外一邊也可能出狀況。

　　有人做一些觀察，發現便秘的孩子容易出現尿床／尿失禁、泌尿道感染，乃至於尿液回流到腎臟。將便秘治療好以後，上述現象有 50-70% 會消失或改善。有尿床／尿失禁、泌尿道感染的兒童，也有很高的比例會出現便秘。不將便秘及其相關的排尿障礙治療好，尿床／尿失禁就不容易治好，反而容易反覆發生泌尿道感染，抗尿液回流手術的成績也比較不好。圖 02-12 是我某一個便秘兒童的大小便日記，可以看出來，有服藥無便秘時為乾爽的日子；忘記服藥沒有每天大便後，又開始尿床的紀錄。所以不管從胚胎學或神經學的角度，或臨床觀察的結果來看，大小便彼此間相關性很高。父母們一定要知道如何診斷便秘，以及如何進行初步的處置與預防。

便秘與尿床的關係														
日期	1	2	3	4	5	6	7	8	9	10	11	12	13	14
尿床	無	無	無	無	無	無	無	無	有	有	無	無	無	無
排便	無	有	無	無	有	有	有	無	無	無	無	無	有	無
軟便劑	有	有	有	無	有	有	有	無	無	無	無	無	無	無

圖 02-12：某尿床兒的大便與尿床日記。有使用軟便劑且每日有大便時無尿床，停止使用軟便劑後，多日未排便，尿床又再出現。

三、便秘的診斷

便秘是一個不容易診斷的功能性疾病，全世界的成人與兒童腸胃科醫師專家們，已多次集合討論來定義「便秘」。最近一次是2016年在羅馬舉行，因此稱之為《羅馬標準第四版（表02-1）》。這個標準認為：一個月的排便情況中，若發現有 1/4 的排便情況，出現了表一中的任兩種（含）以上的情形，就可以稱之為便秘。約有兩成的兒童有便秘的困擾。

另一種診斷方式是使用布里斯托大便型態卡（Bristol stool card）（圖 02-13），其中的第一型的乾硬便很像羊大便，第二型則像是很多顆羊大便集合在一起。出現第一型與第二型大便，也要懷疑是否有便秘的情形。

便秘者容易有一些糞水隨著排氣（放屁）時流出來，很像大便失禁的樣子，因此容易與無伴隨便秘的大便失禁混淆，要仔細弄清楚，才能做正確的治療。

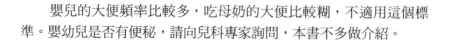

嬰兒的大便頻率比較多，吃母奶的大便比較糊，不適用這個標準。嬰幼兒是否有便秘，請向兒科專家詢問，本書不多做介紹。

表 02-1：便秘的診斷方式，《羅馬標準第四版》
Rome IV 標準（Hyams 2016）： 最近一個月的大便有 1/4 的時間出現以下的情形 ≧ 2 個：
a. 大便用力
b. 硬或粗的大變
c. 大不乾淨的感覺
d. 肛門／直腸有處塞的現象
e. 以特殊方式幫忙排便（例如浣腸）
f. 每星期大便平均次數少於 3 次

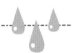

圖 02-13：布里斯托大便型態卡：

型態一	大便呈分離的塊狀，形狀像果核一樣（排便時很難排出）	
型態二	大便形狀像香腸，大便形狀像香腸呈多塊狀	
型態三	大便形狀像香腸，但表面有許多裂痕	
型態四	大便形狀像香腸或香蕉，表面平滑且柔軟	
型態五	大便形狀為柔軟塊狀（排便時很容易排出）	
型態六	鬆散狀的大便，像玉蜀黍	
型態七	水狀的大便，無塊狀	

小叮嚀：便秘的診斷

(A) 排便的情形：解便困難、疼痛、出血等。每週解便少於三次。

(B) 大便的形狀：羊大便與粗大的硬便。每週解便少於三次。

四、便秘的治療

便秘的治療其實不難。家長若掌握到以下的原則，也可以為自己孩子的健康做把關。**治療便秘的四大原則：1. 通便，使大便開始通暢，2. 軟便與促進腸蠕動，3. 持續性治療，4. 預防便秘發生。**

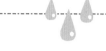

1. 通便，使大便開始通暢

對於頑固性便秘者可以請醫師使用浣腸劑或肛門塞劑等，先將累積在肛門口的硬便排出，才再做後續的治療。如果沒先做這一步，直接做第二個步驟，可能會出現劇烈腹痛等不良現象。有一些家長喜歡用手指幫忙挖大便，也不推薦。除了造成肛門意外傷害以外，萬一有腸道破損就很可怕了！其實多數便秘的孩子還是有 2-3 天排便一次的情形，並不需要通便的動作。

2. 軟便與促進腸蠕動

個人最常使用的是氧化鎂（MgO 250mg），它很便宜，沒有強烈味道容易服用，又有效。我經常將劑量使用到一天 6 顆，再依照排便改善的狀況逐漸調降劑量，有些父母自己會根據孩子的反應做調整，也是很好。

3. 持續性治療

通常要治療三個月以上，才能維持長久的效果。太早結束治療，症狀很容易復發，父母一定要有耐心。

4. 預防復發

這是最重要的課題，現在的飲食趨向於精緻加工的食品，肉類與脂肪都很多，但是少了形成大便必要的纖維質，所以多吃「草」是現代人的保健之道。青菜基本上都富含纖維質，至於水果則要慎重選擇。由於品種或基因改良的結果，現代好吃的水果是甜美多汁，卻少有纖維。因此要吃明顯有纖維的水果，例如鳳梨。或者吃帶皮一起吃，較不容易消化的水果，例如番茄等。

小叮嚀：
便秘治療四原則
通便、軟便與促進腸蠕動、維持排便順暢超過三個月、高纖食物預防再發。

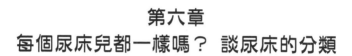

第六章
每個尿床兒都一樣嗎？ 談尿床的分類

小明已經七歲了，每天都會尿床；

小軒八歲了一星期才尿一次，無其他症狀；

曉鈴一星期會尿床 4-5 次，白天褲子都會有點濕濕的，一天要換兩次褲子，且有伴隨嚴重便秘；

大仁已經 18 歲要讀大學了，卻還在尿床，要怎麼辦？

每一個人尿床或尿失禁的情形似乎不太一樣，治療上會有差別嗎？ 以下說明醫師是如何將尿床與尿失禁做分類，才能進而依照不同的類型給予適當的檢查與治療。

一、尿床與尿失禁的種類：依照伴隨狀況來做區分

一個人在睡覺的時候，膀胱不受控制，尿液自動流出，是為「夜間遺尿症」（nocturnal enuresis），也就是俗稱的「尿床」（bed wetting）。臺灣的孩子有白天午睡的習慣，如果這時候也會不自主的尿下去，也算是尿床的一種。尿床可能伴隨白天的尿失禁，必須小心詢問。尿失禁的定義基本上是指清醒的時候，尿液不自主的流出來的情形。

尿床與尿失禁的分類與判斷要訣說明如下（圖 02-14）。首先要區分尿尿完以後是否有乾爽期（例如超過 30 分鐘），如果不管何時何地內褲都是濕濕的，那是屬於「持續性尿失禁」，也叫做「完全性尿失禁」，表示輸尿管的開口在膀胱外面，例如輸尿管的開口在陰道；

或者尿道括約肌無力，鎖不住尿，才會像關不住的水龍頭般，一直有尿液滴出來。持續性尿失禁常見的原因有異位輸尿管、膀胱陰道間瘻管、尿道括約肌閉鎖不全等，這些疾病需要專業的兒童泌尿科醫師才能做正確的診斷與提供適切的治療。

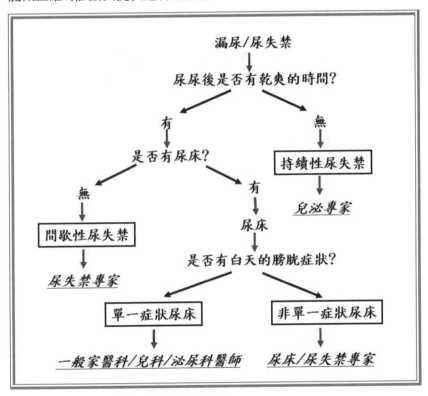

圖 02-14：尿床與尿失禁的簡單分類。

尿尿完以後有一段乾爽期（例如超過 60 分鐘），那是屬於間歇性尿失禁。依照有無尿床可以再分為單純日間尿失禁與夜間尿失禁

（尿床）。有尿床症狀者可以再依照有無日間膀胱的症狀，區分為單一症狀尿床與非單一症狀尿床；上述前兩類尿床可以再依照，是否曾經有過半年以上不尿床，而分為原發性與續發性尿床。依照伴隨狀況來分類，對選擇治療有很大的幫助，依照原發性或次發性的分類，則幫助較小。

二、單一症狀尿床與非單一症狀尿床者

「原發性尿床」中最常見的一種是：只有晚上會尿床，而白天無其他膀胱症狀者，我們稱之為「單一症狀尿床」。這也是一般大家觀念裏的尿床。少部分是除了晚上會尿床外，還有其他膀胱症狀，例如頻尿、急尿、小便中斷、急迫感、用力解尿、小便速度慢等，則稱為「非單一症狀尿床」。根據伴隨的症狀，還可以再細分為：

1. 併泌尿道感染者

可能會有膀胱炎的症狀，如急尿、小便痛等。也可能白天沒有任何症狀，只是經由驗尿等檢查而發現。

2. 注意是否有其他膀胱相關症狀

除了尿床之外，家長應該要再觀察有無其它膀胱的症狀，常見有：屬於膀胱過動症者有頻尿（一天尿8次以上）、急尿（無法忍尿）、急迫性尿失禁（上廁所來不及尿在褲子上）等，至於懶惰性膀胱（一天排尿少於三次）則是過動症的反面。屬於解尿過程的症狀有用力尿（特別是使用腹壓協助尿尿）、小便速度慢而無力、小便斷斷續續、小便時間長（大於20秒），小便延遲（要等個幾秒鐘才尿得出來）等。解尿後的症狀有尿不乾淨的感覺、解尿後尿失禁等。

3. 併非膀胱症狀

便秘是最常見的非膀胱的常伴隨的症狀，便秘沒有適當治療，膀胱的症狀不易改善。嚴重的便秘則要懷疑是否有造成泌尿道感染與腎功能損害。不易治療的便秘要懷疑是否有脊柱裂的可能性。

注意力不足過動症也很常見，任何中樞神經系統的疾病都會造成尿床與尿失禁，應該向醫師說明。

打鼾是另一個常見的問題，透過適當治療，尿床也會改善。

行走困難可能是尾髓神經受損的訊號，無肛症者常伴隨尾髓神經的損傷，所以任何其他先天性疾病，應該向醫師說明，以協助判斷尿床是否與此疾病相關。

單一症狀尿床的治療較為簡單，至於非單一症狀尿床的病因可能較為複雜，需要有經驗的醫師加以治療，才能提高治癒率。

三、原發性尿床與次發性尿床

醫師常將尿床分為兩類，第一類是「原發性尿床」（primary nocturnal enuresis）也就是小孩出生以後尿床的現象就一直存在著沒有停過；第二類是「次發性尿床」（secondary nocturnal enuresis）：曾有半年以上不會尿床的紀錄，然後才再發生尿床的現象，且此次求診時症狀長達一個月者。

「次發性尿床」多數是因為泌尿道感染（例如膀胱炎）或其他影響膀胱功能之因素所造成，需做詳細的檢查。「次發性尿床」只有少部分是因家中有新生兒誕生，使得較大的孩子藉著退化至嬰兒的尿床行為，來重獲父母的愛憐，或因父母不和等精神因素，使得孩子藉著尿床來向成人世界抗議。

四、尿床的嚴重度：依年齡而有不同標準

尿床是一個生活品質的問題，因此確實紀錄每週尿床幾次，每夜尿床幾次、尿濕的程度等，可以知道尿床的嚴重度，並作為治療追蹤的比較。以小學生（7～12歲）而言，每週尿床1～3個晚上者較不嚴重，自然痊癒的機會頗大。每週尿床超過或等於四個晚上者，都可以算是嚴重尿床，自然痊癒機會較小，造成生活上的困擾也比較多。一個晚上尿床幾次是另一個關心的重點，只尿床一次者較好處理；一個晚上尿床多次者較難照顧。

年齡是另一個重點，對於一個國中以上的人而言，一個禮拜尿床一次就令人難以忍受了！而一個月尿床一次就足以令人難堪了！

非單一症狀尿床者、續發性尿床者、15歲以上仍會尿床者，及在6至15歲，一週內尿床次數超過4次者，這些人不易自然痊癒應及早就醫，採取更積極的檢查與治療，才能找到乾爽的日子。

> 小叮嚀：
>
> 　尿床的分類：(A) 原發性尿床依照日間症狀的有無，再分為單一症狀與非單一症狀尿床。這是比較重要的分類，會影響治療的方法與預後。(B) 依照是否曾經乾爽過，分為原發性與次發性尿床，這是較為次要的分類。

第七章
尿床要做什麼檢查？會痛嗎？

　　很多家長與小朋友都很害怕做檢查，但是來到我這邊的孩子比較幸福，因為 95% 的尿床兒只要透過非侵入性的檢查，在無痛的情形下就可以完成檢查，然後接受治療。尿床其實是一個相當複雜的疾病，要有效的治療尿床前，醫師需做一連串詳盡的檢查（圖 02-15），才能找出問題對症下藥。本書推薦的檢查項目，主要是根據 2000 年臺灣尿床研究會所發展出來的一個評估法。如同所有疾病的檢查，尿床評估也是從病史的詢問開始。父母了解尿床的評估方式，也可以自己在家裡做做看，特別是最簡單、最有用的「尿床日記」。

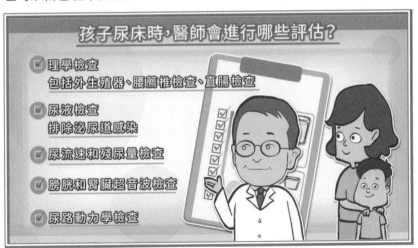

孩子尿床時，醫師會進行哪些評估？

☑ 理學檢查
　　包括外生殖器、腰薦椎檢查、直腸檢查

☑ 尿液檢查
　　排除泌尿道感染

☑ 尿流速和殘尿量檢查

☑ 膀胱和腎臟超音波檢查

☑ 尿路動力學檢查

圖 02-15：尿床的檢查主要是非侵入性，不會讓孩子覺得疼痛。

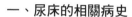

一、尿床的相關病史

首先要區分是尿失禁或尿床。白天和晚上都會尿濕褲子者為尿失禁，而非尿床。有關尿失禁的詳細介紹請看本書第三篇。只有夜間會尿床，無白天其他排尿症狀，屬於「單一症狀尿床」，治療上相對簡單，較少需要做進一步檢查。若白天有其他排尿症狀，例如頻尿（一天尿尿超過8次）、少尿（一天尿尿少於4次）、小便困難、尿很久才尿得完、尿柱變細、常憋尿……等等，屬於「非單一症狀尿床」，治療上比較困難，常需要進一步的檢查。

過去病史和身體其他器官系統的疾病也應詢問，特別是泌尿道感染與排便情形。泌尿道感染不只是尿床的原因之一，更應該進一步檢查有無泌尿系統異常——例如尿迴流等。不良的排便習慣例如便秘，也會影響到尿床。便秘加上單一症狀尿床，臨床上還是歸類為「單一症狀尿床」。

其次要分辨是屬原發性尿床或續發性尿床。曾經有6個月以上的乾爽期，而再出現尿床者，屬於續發性尿床。其病因可能是後天性疾病，例如泌尿道感染、社會因素、心理、行為失調等。問診有時也需了解患者之社會心理狀態、行為、學校表現、家庭狀況等。

二、身體其他的疾病

大腦的疾病跟尿床、尿失禁有很大的關係，所以要仔細跟醫師說明。最常見的是注意力不足過動症（ADHD），其他如威廉氏症、小胖威利症、唐氏症、水腦症、癲癇症、憂鬱症等會影響大腦功能表現的疾病。即使是少見的狀況，都應該要留意。

另外，如腸道的疾病也要詢問，如上述提及多次的便秘。還可

能有其他先天性疾病，如巨結腸症、無肛症等，也會影響膀胱的功能，應該要向醫師說明。

三、排尿日記（voiding diary）：用尿尿寫日記，膀胱狀態全都露

1. 排尿日記和尿床日記很重要

有人習慣每天書寫日記，以文字來記錄生活中的點點滴滴，藉此來了解自己的行為及觀念。同理，用尿尿來寫日記的「排尿日記」（圖 02-16），則可以讓自己了解本身每天排尿的狀況，據以推估膀胱的健康度，以作為治療的依據。有時根據父母或兒童主觀的敘述，很難去作判定尿床的嚴重度與原因，然而客觀記錄兒童的排尿量、喝水量、排尿時間，以及是否有漏尿、急尿感或排尿困難等各種情形，就可以協助醫師了解兒童真正的排尿行為及尿床狀況，以作為病因判斷與治療的依據。有時候只憑著排尿日記，就可以治癒尿床，因此排尿日記的重要性無可取代！

另外一種「尿床日記」則是以貼貼紙的方式來記錄尿床，當兒童不尿床時，在記錄單上貼一張貼紙以示鼓勵，這不僅可以觀察兒童尿床治療的情形，另一方面對兒童的心理，也能產生正向的回饋，有助於尿床的治療。

2. 怎麼寫排尿日記

排尿日記就是將日常生活中飲水及排尿的水量，加以詳細的紀錄下來。家中需準備有刻度的杯子 2 個，容量約 500 cc 的大小，一個用來測量喝水量，另一個則是用來測量解尿量。

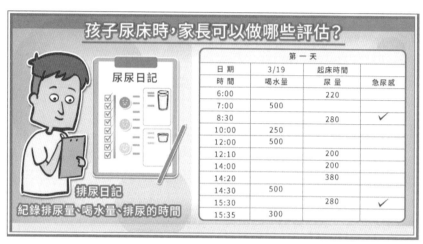

	第 一 天		
日 期	3/19	起床時間	
時 間	喝水量	尿 量	急尿感
6:00		220	
7:00	500		
8:30		280	✓
10:00	250		
12:00	500		
12:10		200	
14:00		200	
14:20		380	
14:30	500		
15:30		280	✓
15:35	300		

圖 02-16：排尿日記就是要確實的紀錄喝水的時間與量，解尿的時間與量，期間至少需 48 小時（含）以上，以及當時膀胱的各項感覺。記得越清楚，醫師越容易釐清尿床的原因，給予適當的治療。

排尿日記最好詳實記錄三至四天，至少需記錄二天（排尿日記格式如圖 02-16 或附錄二）。由早上 8 點紀錄到隔天早上 8 點，將這時段中每次喝水、排尿的時間及容量紀錄下來。若每次排尿時有漏尿、急尿感、膀胱疼痛或血尿之情形須加以註明。其他一些會引發特殊排尿障礙的狀況，最好也將其紀錄下來，如咳嗽、腹部用力或跑跳時會發生漏尿。最好是連續紀錄 48 小時以上，但是不方便時可以只記錄週六、週日兩天的情形，分開於不同的星期紀錄，也還是可以提供很多重要的訊息。真實案例請看下一節的分析。

3. 排尿日記中的訊息

由紀錄的排尿日記中，可得知下列與膀胱功能有關之指標：24 小時的總尿量、夜間的排尿量、夜間的排尿量佔總尿量之百分比、日間與夜間最大功能性膀胱容量、白天的排尿次數、急尿感和尿失禁之次數等。一般而言，十二歲以下的兒童的預期膀胱容量為：（足歲數＋ 1）＊ 30 cc，以八足歲孩童為例，其預期膀胱容量為（8 ＋ 1）＊ 30 ＝ 270 cc。

頻尿的定義：七歲（含）以後一天排尿次數約為 6 至 8 次，因每日喝水的多寡而有差異。每日超過 8 次，可能有頻尿的現象，超過 10 次則應該去看醫師。

小膀胱的定義：排尿日記中的最大小便量若小於預期膀胱容量的三分之二，稱之為小膀胱。在尿床兒童的排尿日記中發現，尿床兒有膀胱容量小、不愛喝水、常憋尿之問題，這些問題常與尿床之發生息息相關。

當覺得有排尿上的問題時，不妨先自己書寫排尿日記。一個正確而詳實的排尿日記，不僅可以讓自己清楚的了解本身的排尿習慣及膀胱功能，如需進一步就醫，由書寫的排尿日記中，更可以讓醫師提供正確的診斷及治療方式。以下舉三個實例作參考（圖 02-17 ～圖 02-19）。

日期 3/5	時間	喝水量	尿量	急尿感	漏尿
	0300		100	✓	
	0820	50	100	✓	
	0920	50	20		
	1030	100			
	1130	100	80		
	1235	150	100	✓	
	1520	50			
	1800	50	100		
	1900	250			
	2050	100	50 (沒漏到尿) ✓		
	2230		100		
就寢時間：2230					
總計		900	650+漏		

日期 3/6	時間	喝水量	尿量	急尿感	漏尿
	0800		200	✓	
	0850	200			
	0900		50 > 玩得太累		
	1200		200 (差點漏尿)		
	1230	350			
	1330		100		
	1430		200	✓	
	1510	100	200		
	1540	50	160		
	1740		100	✓	
	1840		100		
	1930	300			
	2010		100		
	2050		200		
	2200		50		
	2230		20		
就寢時間：2230					
總計			1620		

圖 02-17：某四歲男童的排尿日記，可以看到最大小便量為 200 毫升，總尿量第一天為（650 毫升＋漏滲）與第二天為 1620 毫升。因為四歲兒童的預期膀胱容量為 150 毫升，所以此男童有膀胱過脹的情形。其體重約在 20 公斤，全日適宜小便量為 600-800 毫升，所以水喝太多，尿太多是造成膀胱過脹與尿失禁的原因，水少喝一點，就不藥而癒了。

日期	10				日期	5/10 13			
時 間	喝水量	尿 量	急尿感	漏 尿	時 間	喝水量	尿 量	急尿感	漏 尿
5/9(六)6:24	0	450cc	×	×	5:7:00		300		
(六)6:27	200cc	0	×	×	8:49	150			
(六)7:42	0	160cc	×	×	9:50	200	170		
(六)7:45	75cc	0	×		11:11	100			
(六)8:00	100cc	0	×	×	12:20	100			
(六)9:18	100cc	0	×	×	13:00	100	50		
(六)11:00	100	0	×		14:00	150			
(六)12:09	200				14:41	200	230		
12:20	100	150			15:30	150	230		
13:06	175				16:08	100	100		
13:15	75				16:20	100	140		
14:08	85				17:18		260 *		
15:16		200			18:20	100	100		
15:22	75				19:22	150			
15:57		150			20:00	50	100		
16:10	85				20:26	200			
就寢時間：10:30					就寢時間：22:20				
17:14		250			21:50		210		
18:45	80				24:05	200	200		

圖 02-18：某七歲男童的排尿日記，可以發現水喝很多，總尿量很多，單次尿量達到 550 毫升。因此限制睡前 2-3 小時不喝水是最主要的治療建議。

日　期	2/3				日　期	2/4	
時　間	喝水量	尿　量	急尿感	漏　尿	時　間	喝水量	尿　量
7:30		100			9:10		90
9:20	150				9:15	180	
9:40	100				12:10	200	
10:10	150				1:30	100	
10:15	50	50			14:00	70	70
11:40	150				14:20		90
12:00		50			18:30	150	
12:50		50			19:00		100
13:10	>15				19:35		70
15:00		100			20:35		100
16:25	150				21:25		50
18:20		50			22:05		50
20:30	100				>3:50		50
22:00		90					
23:50		30					

圖 02-19：某八歲男童的排尿日記，可以發現已經限制水分攝取了，一天排尿次數還是有九次之多，最大排尿量只有 100 毫升，因此要使用增大膀胱容量的藥物，或者採用尿床鬧鈴（後面章節會介紹）來做治療。

四、尿床日記與排便日記

尿床日記與排便日記的簡單版是以貼紙來記錄無尿床的夜晚，以打勾的方式記錄有無排便（圖 02-20 或附錄三）。這個紀錄表簡單可行，多數家長與小朋友可以合作記錄得相當好。仔細一點的父母可以增加一些紀錄，例如睡前吃某種東西特別會造成夜尿或是孩童的尿床等。在尿床日記中同時涵蓋了記錄排便的狀況，了解尿床兒之排便情形是相當重要的。我們發現許多有尿床問題的兒童，常伴隨著有嚴重的便秘現象，而一部分的尿床兒在治療好便秘後，其尿床之問題也跟著改善，甚至不藥而癒。當大號呈現排便布里斯托大便型態卡（參見第二篇第五章，圖 02-13) 之第一或第二型如羊大便時，表示有便秘的可能性，若出現第三、四型如香蕉的糞便，表示該兒童之便秘狀況已改善。所以能將打勾換成大便型態的 1-6，然後用 "0" 代表沒有大號，最能反映膀胱與腸道的功能了。

五、身體的理學檢查

除了一般的小兒科檢查之外，以視、觸診檢查兒童之腹部或骨盆腔有無腫塊存在、生殖器外觀有無異常、檢查內褲上有無大小便異味等。男童的包莖，女童的會陰部發炎，也許跟尿床、尿失禁有關，要做治療。依據觸診臀部薦骨，可檢查是否有皮膚異常染色、骨骼異常、皮膚凹陷、毛髮塊、脂肪瘤、臀部不對稱等狀況。有時可發現病人可能有輕微的脊柱裂。請病患墊起腳尖及腳跟走路，觀察是否有步態不穩或異常之行走步態。若以上檢查有異常之發現，則需進一步至小兒神經科作詳細的檢查。

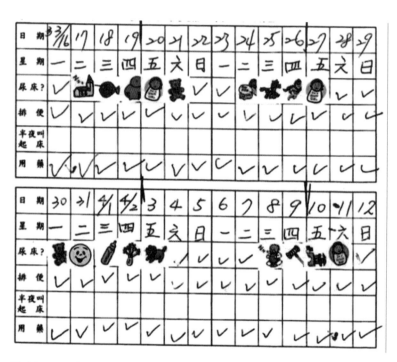

圖 02-20：某尿床兒的尿床＋排便日記。沒尿床就得到一張貼紙。
有排便、半夜叫起床、吃藥等就打個勾。此表可以看出來尿床多數
發生在星期六、星期日和星期一早上，這表示星期五、六、日的生
活規律性與飲食飲水習慣，可能是影響尿床的原因。

六、實驗室的檢驗

　　尿床兒在治療尿床之前，需先釐清是否有泌尿道感染之現象，
因此這是必要的第一項檢查。若一般的尿液檢查懷疑有泌尿道感染
時，會加作尿液細菌培養，以了解細菌對什麼藥比較有敏感性，對後
續的治療很有幫助。

一般尿液檢查還可以提供糖尿、蛋白尿等訊息，此可以反應出糖尿病或腎絲球病變等。尿比重這項檢查，是檢查腎小管濃縮能力或升壓素作用的一種簡單而便宜的方法，雖然不是很可靠。但是早上第一泡尿的比重一直都很低，也是可以做為抗利尿激素分泌不足的參考。

　　鈉的排出比率（fractional excretion）檢查、尿滲透壓、口渴試驗、或抗利尿激素（血清升壓素）濃度等項檢查，可運用於夜間多尿症的兒童，以查知是否有抗利尿激素的生理節奏（Circadian rhythm）異常，但是臨床上很少使用。

七、影像學檢查

1. 腎臟超音波

　　超音波機器在臺灣非常普遍，即使第一線的家醫科、小兒科或泌尿科門診也都擁有。腎臟超音波檢查設備的可及性高，費用低，因此曾經列為尿床評估的必要項目。因為很少在單一症狀尿床的兒童身上看到有意義的異常，最近幾年比較少執行腎臟超音波的檢查。但是有合併日間尿失禁或泌尿道感染、膀胱功能障礙者，可以考慮早一點做此檢查。

2. 膀胱超音波

　　膀胱超音波可以測量解尿後是否尿乾淨。我們最新的研究發現膀胱餘尿高者（10 ml），其尿床治療的治癒率比較低。膀胱壁如果太厚，例如超過3mm，要懷疑神經病變性膀胱，應該做進一步的檢查。膀胱後面有一個弧形的亮區，代表是直腸。其寬度若是超過3.5公分，應該要懷疑有無便秘。膀胱超音波有這麼多的好處，而沒有什麼

明顯的壞處，因此一般醫師仍然將此列為必要的檢查項目。

3. 腹部 X 光片（KUB）。

可以用來診斷便秘，以及是否有脊柱裂。由於可靠性比較低，一般很少使用這項檢查。

八、尿流速圖 (uroflowmetry) 檢查

這是值得推薦的檢查，沒有侵襲性，卻可以初步讓醫師知道有無膀胱功能障礙，及早制定治療計畫。經常與膀胱超音波合併執行，以提高其可靠性。

在做尿流速圖檢查的前一個小時，需讓孩童喝下 300cc 至 500 cc 的開水，等到有平常要去尿尿的感覺時（不是脹到忍耐不住時），以最輕鬆自然的方式解尿於尿流速儀上，就完成檢查了。小女生是以坐姿，小男生以站姿來進行檢查，以符合平日尿尿的情形。小女生做檢查時如果腳踩不到地上，應提供小腳凳協助之（圖 02-21）。

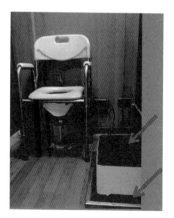

圖 02-21：尿流速儀與不同高度的腳凳（箭頭指處），可以讓各個年齡與身高的女童，輕鬆地雙足著地尿尿，以取得可靠的尿流速圖。

尿流速圖的判讀：根據我們在臺灣新北市新店區做了 1200 多位健康的兒童，我們得出年齡別最大尿流速的參考值（如表 02-2），可以給大家做參考。例如，七歲兒童的小便速度要在每秒鐘 15 毫升以上，且為鐘形（圖 02-22）。如果出現鋸齒型、平台型、斷續型，則視為不正常。塔形是正常或不正常，有待進一步釐清。

表 02-2：年齡與最大尿流速及餘尿的參考值。			
足歲數	最大尿流速 (ml/s)	餘尿量 (ml)	PVR 餘尿比率 (% BV)
4-6	> 11.5	< 20	< 10
7-12	> 15.0	< 10	< 6

　　一個正常的尿流速可能可以排除膀胱出口阻塞，但不正常的尿流速，則應該懷疑病人是否有膀胱出口阻塞，或神經學病變的可能性，且藉由兒童在尿流速檢查的過程中，可觀察到兒童如廁的姿勢，及解尿的方法是否正確。尿流速圖可以觀察膀胱、骨盆、與尿道的整體表現，完全沒有侵入性，所以成為我們推薦且經常做的檢查。

　　由於我們在兒童膀胱功能研究的卓越表現，世界兒童尿失禁學會（International Children's Continence Society , (ICCS) 於 2016 年，將表 02-2 的各項數字列為新的世界標準。我繼而被邀請參加泌尿科學聖經－康貝兒／華許泌尿學的撰寫（圖 02-23），此為臺灣泌尿科醫師第一個獲此榮譽者。

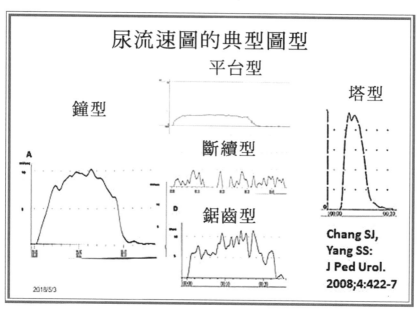

圖 02-22：各種典型的尿流速圖型，其中鐘形為正常，其餘型態都是不正常，需要進一步做檢查。

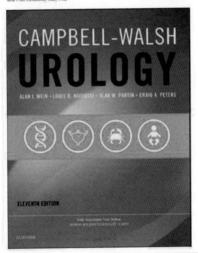

圖 02-23：楊緒棣教授為第一個於泌尿科教科書聖經《康貝兒－瓦許 泌尿學》撰寫章節的臺灣醫師。

九、侵入性檢查

前面提到只有 5% 左右尿床兒需要侵入性檢查來查明原因，但是伴隨白天尿失禁者需要侵入性檢查的比率，可能達 10% 以上。因此膀胱排尿特殊攝影、錄影尿動力學檢查等，將在第三篇再做介紹

第三篇

尿床要怎麼治療

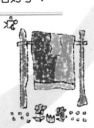
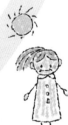

第一章
尿床治療概述

　　經過詳細的診斷與分類之後，家長們最關心的還是如何治療尿床，比較沒空閒的家長可以直接從這一篇開始看起。尿床的治療開始於行為調整，再來考慮藥物或尿床鬧鈴等這兩個實證等級最高的治療。特殊的復健與手術，則是針對特定的原因做改善。

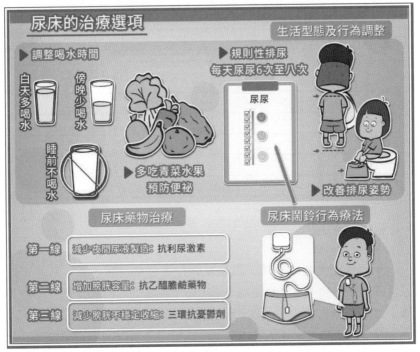

圖 03-1：尿床的治療始於行為療法，例如喝水的調整，排尿習慣的改變等。若無效，才進入藥物治療或尿床鬧鈴行為治療。

一、治療效果的比較

在介紹各類治療之前，先要了解各種不同的尿床治療效果如何分類。如「世界兒童尿失禁協會（ICCS）」制定的標準，可以做為參考：它通常是以病患治療前的 14 天或 28 天裡的尿床日數為基準，然後再觀察治療後相同的 14 或 28 天的尿床日記來做比較（表 03-1）。以不尿床的日數比例，來判定治療效果是屬於「治療無效」、「部分有效」，還是「完全有效」。另「根治」是指完全不尿床三個月以上；「復發」是指一段時間完全不尿床，又再出現尿床。

表 03-1：尿床治療效果的分類

治療效果分類	尿床減少的比率	說明
無效	0-49%	
部分有效	50-99%	
完全有效	100%	治療期間沒有尿床了
根治		停止治療以後連續三個月沒有尿床。
復發		停止治療以後又再有尿床的現象

二、世界專家的九個提醒

尿床是很常見的疾病，但家長存在著一些迷思，認為隨著年紀增長會自然痊癒，其實有些人的尿床是不會好的。根據統計，大約 7% 的小學生、2% 的國中生甚至 1% 的成人有尿床困擾。有些人以為尿床多半是心理因素，事實上尿床會造成孩子自卑與內向，治療後可以恢復心理健康。此外，很多家長誤以為孩子因為睡太沉而尿床，但實際觀察結果是淺眠多，睡眠品質差。

為了扭轉這些錯誤的觀念，包含亞太兒童泌尿醫學會（APAPU）、世界兒童尿失禁學會（ICCS）等 7 個學會的專家學者們，於 2017 年 2 月於荷蘭開會決議，將 5 月 30 日訂定為第三屆世界兒童尿床日，並於當年 5 月 22 日發表最新的兒童尿床治療指引，刊登在 2017 年 5 月的英國家庭醫師期刊（British Journal of General Practice）。世界兒童尿床日的官網同步發表兩套新的動畫，教育家長與兒童如何克服尿床 https://www.worldbedwettingday.com/。

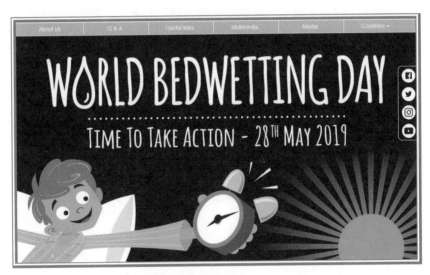

圖 03-2：世界兒童尿床日的官網首頁
（https://www.worldbedwettingday.com/，2019.04.22）

　　該指引給父母照顧尿床兒的九個提醒如下，工作忙碌者可以只閱讀這一段，迅速掌握到重點。

1. 尿床不是孩子的錯，不要責怪孩子。

2. 多給孩子鼓勵，在他努力配合避免尿床時就給予小獎勵，不只是沒尿床的時候。

3. 不要半夜叫醒孩子去尿尿，因為效果不佳，熟睡時分泌的抗利尿激素也無法正常分泌，反而造成尿床。

4. 鼓勵孩子白天多喝水，睡前兩小時盡量不喝水、不喝牛奶。

5. 晚餐勿吃太鹹的食物，例如火鍋。

6. 睡前請孩子去尿尿。

7. 若孩子想穿尿布睡覺也可以，減輕尿床的壓力，較容易配合治療。

8. 理解尿床確實是一個困擾，但多數尿床是可以治癒的。

9. 若孩子已經超過 5 歲，應積極諮詢家醫科、兒科或泌尿科醫師。

　　在此篇指引裡另提出一個簡單的表格給家醫科醫師們，以作為判斷單一症狀尿床與非單一症狀尿床的區分（表 03-2），一般民眾或家長也可以參考，非常簡易好用。

表03-2：世界各國專家推薦的簡易的單一與非單一症狀尿床分類表，如有一個以上的「是」，為非單一症狀尿床，需要轉診給專家治療；如果均為「否」屬單一症狀尿床，則自癒可能性高，或請家醫科醫師協助即可。

症狀	是	否
日間漏尿		
尿在褲子上		
解尿前		
解尿後		
內褲非常濕		
漏尿的頻率（一天幾次）		
斷斷續續漏尿或持續漏尿		
三歲半以後曾經有漏尿的病史		
頻尿（一天超過八次）		
不常尿（一天少於三次）		
突然而緊急地去尿尿		
憋尿姿勢（例如雙腿交叉、腳跟頂住會陰部等）		
需要用力尿（例如用腹部的力量）		
尿流中斷或尿一下子馬上又尿		
泌尿道感染的病史		
重大疾病或先天性畸形		
腎臟或泌尿道		
脊髓或脊柱		
便秘		

第二章
有不吃藥的治療嗎？談「泌尿治療」

　　孩子尿床，爸媽就會抓狂，家中有個會尿床的孩子，家裡就會跟著混亂起來，要額外洗晾尿濕的衣物和床單，半夜要叫醒孩子起床尿尿，影響睡眠品質，孩子也會覺得丟臉有罪惡感，而變得自卑畏縮，尿床所帶來的困擾還真不少。要夜夜好眠不再是夢想，透過行為調整和藥物的治療，可以幫助兒童脫離尿床的夢魘，面對尿床兒，下列幾點教戰守則，爸媽一定要知道。

　　所有的父母與兒童都喜歡不吃藥、不打針的治療，這也是醫師的期望，因此所有的尿床的治療都是先從觀察兒童的日常飲水與解尿情形開始，找出適當的對策來加以做治療，這種不用藥物也不用鬧鈴等的治療，專業上稱之為「泌尿治療」，英文為 urotherapy。個人不喜歡 urotherapy 這個字，因為古歌大神說這個字是尿療法，也就是過去曾經流行過一陣子的喝自己的尿，就可以治療百病的尿療法。本書還是沿用 urotherapy 這個字，中文使用泌尿治療就比較容易與尿療法分開。另一個英文字 basic bladder advice，翻譯作「膀胱基本建議」也常被用來代表泌尿治療，是我比較喜歡的名詞。膀胱基本建議的原則為： 1. 了解膀胱的生理與病理學與破除尿床的迷思； 2. 建議的飲水習慣與正確小便的姿勢； 3. 喝充分的水； 4. 睡前限制喝水。我多增加一個：多鼓勵少責罵。以下做進一步的介紹。

一、了解膀胱的生理與病理學，破除尿床的迷思

　　膀胱的生理學在第一篇第三章有詳細介紹，可以做參閱。膀胱

的發育要到小學一年級左右，各項功能才接近大人，膀胱容量在出生以後會逐漸增加，而在國中（13歲）以後膀胱容量才達到成人的八成。膀胱在貯存尿時是安定的，不會發訊號到脊髓與大腦；解尿時大腦前額葉先判定適合於社會規範的時間與地點，再發送訊號傳到橋腦的解尿中樞，然後下傳到胸椎的交感神經、腰椎的副交感神經與尾髓的體神經，促進膀胱收縮與尿道括約肌同步放鬆，才完成解尿。這一個複雜的動作裡的任何一個環節出錯，都會造成尿床等各式膀胱功能障礙。

　　常見的尿床迷思是：長大一定會好，不必治療；尿床是心理因素作祟，打罵了就會好；西藥傷身，中藥溫和。其實老祖宗三千多年來都說無毒不成藥，中藥與西藥都有一定的毒性，否則不能成為藥，重點在知道各種藥的藥效與毒性而已；尿床兒是「涼底」，吃補藥就會改善，其實尿床的種類很多，還是要對症治療才有效；偏方治療，效果奇佳。偏方意思是連正統中醫師都沒寫進中醫藥課本的方子，效果不明確，使用上應該要特別小心，以免傷了身體。

二、多鼓勵少責罵

　　了解膀胱與排尿的相關生理學與病理學之後，爸媽可以了解多數孩子會尿床並不是他故意的，來找麻煩的。爸媽生氣或自責，只會破壞親子間的關係，增加彼此的挫折感。應該給予孩子情緒上的支持，以獎勵和培養責任感來代替處罰。例如，不尿床時給張貼紙或積點卡，鼓勵一下，臨床上有10-20%的孩子靠一張小貼紙，尿床就痊癒了。請孩子一起幫忙處理尿濕的被褥，共同面對問題，有助於建立親子間的感情，減少對立。尿床兒的心理壓力是很大的，即使爸媽什麼話都沒說，或者表面上看起來若無其事的樣子，但是孩子的心裡總

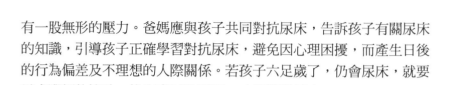

有一股無形的壓力。爸媽應與孩子共同對抗尿床，告訴孩子有關尿床的知識，引導孩子正確學習對抗尿床，避免因心理困擾，而產生日後的行為偏差及不理想的人際關係。若孩子六足歲了，仍會尿床，就要尋求醫師的協助，找出真正的原因，才能戰勝尿床。

小故事：哇？一張小小貼紙就把尿床治好了！

　　打扮整潔的心妍今年九歲，在單親媽媽陪伴下，從高雄來到臺北新店給我看診。媽媽說心妍一星期會尿床 4-5 次，沒有白天尿失禁的問題。偶而會有憋尿的現象，一天尿尿約 3-4 次。媽媽很認真的做了紀錄給我看，紀錄中一星期通常會尿床 2-3 次，有時候也可以整個星期不尿床，症狀起起伏伏的。2-3 歲時有嚴重便秘，去看過醫師，現在稍微好一點。

　　理學檢查發現身體沒有異狀，尿液檢查沒有細菌感染的跡象。請他們回去做 48 小時的小便日記，並記錄每天是否有大便或尿床的現象，下週回診。回診時發現心妍一天尿尿 6 次與 5 次，睡前有喝水的習慣，日間與夜間最大小便量分別為 200cc 與 200cc。尿床日記顯示在沒有服藥也沒有半夜叫起床的情況下，只有一個晚上尿床，且發生在星期六。十天中九天有大便。尿流速圖與膀胱超音波餘尿檢查兩次，比較好的一次尿了 60.4cc，最大尿流速每秒鐘 15.8cc，圖形為鐘形，膀胱餘尿為 0.6cc。限制睡前飲水，加上貼紙鼓勵。下個月再回診，完全沒有再尿床了？

　　一張小小的貼紙就解決了心妍的尿床問題，正向鼓勵的效果真大呀！貼紙治療尿床的奧秘請於本篇第九章，由醫師說個明白。

心得：此個案達到完全沒有尿床的期間有一個月，屬於完全有效。如果維持三個月以上沒有在尿床，就可以稱之為「根治」。

三、適當的水分攝取與睡前限制飲水

1. 建議飲水量

　　充分攝取水份促進身體的新陳代謝物的排出，有益健康。足夠的尿量也有助於膀胱容量隨著年齡而增加。西方的兒科專家建議全日攝取水量於 10 公斤兒童者約 1000 毫升，20 公斤者約 2000 毫升。由於此建議量包含了食物中所包含的水分，但是我們無法知道食物中的含水比例為多少，因此要估計全日水分攝取量不容易。再者天氣與個人的活動量都會影響不可見／可見的排汗量的估計，因此每一個人每日確實需要的水分攝取量也應該是不同。

2. 全日飲水量以達到全日尿量為（30 ～ 40 毫升＊體重（公斤））之間為目標

　　這個建議是以全日尿量為比較基礎，再去調整飲水量，比較符合臨床上的需要，也可以作為日常生活的指導原則。因此特別是在做完尿尿日記以後，大概可以知道個人的飲水量與尿量的關係，再自行調整全日的飲水量。紀錄飲水量時要包含湯湯水水與各種飲料。食物其實主要成分也是水，例如白飯就是米加水煮成的，但是各類食物中含多少比例的水分很難估計，所以能紀錄液體的攝取就很棒了。

3. 全日與睡前的飲水量都要加以控制

　　有尿床的兒童我們一定會建議睡前兩到三小時不可以飲水，睡前不可以喝牛奶，確實做到的人，尿床治療的成績會比較好。臨床上我們發現不少兒童是全日飲水量與尿量都超標者，所以全日減量喝水，在這些人就很重要。記錄過小便日記以後，大概可以知道**個人飲水量與尿量的關係，從而得知個人適宜的飲水量，然後將飲水量作如**

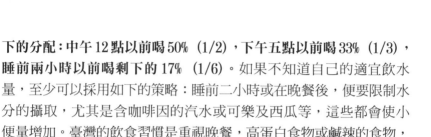

下的分配：中午12點以前喝50%（1/2），下午五點以前喝33%（1/3），睡前兩小時以前喝剩下的17%（1/6）。如果不知道自己的適宜飲水量，至少可以採用如下的策略：睡前二小時或在晚餐後，便要限制水分的攝取，尤其是含咖啡因的汽水或可樂及西瓜等，這些都會使小便量增加。臺灣的飲食習慣是重視晚餐，高蛋白食物或鹹辣的食物，特別是多湯、高蛋白、重鹹的火鍋，身體需要製造較多的尿液來排出多餘的鹽分，也會加重尿床的現象。睡前也可以請孩子去尿尿，排空膀胱，也有助於降低尿床的機會。

如無法控制孩子的攝水量，就要控制鹽分的攝取，因為過多的鹽分，會使得喉嚨乾燥，孩子當然會喝大量的水分而導致尿量增多。還有，如果接近睡眠時間才吃晚飯，因其體內的消化系統還在緊張地消化剛剛吃下的食物，就會直接阻礙抗利尿激素的正常分泌，使得在剛剛入睡時的這段時間，尿液的製造量大增，很有可能會導致尿床。如果晚餐很晚才吃的人，可以考慮晚一點入睡。因為食物消化吸收，再變成尿需要2-3小時，有時候調整晚餐與睡覺的時間，就能治癒尿床了！！

如果孩子有便秘的情形，也會使尿床惡化，應該要讓孩子多吃富含纖維質的食物，例如，蔬菜、水果、全麥麵包、麥皮，可使大便通暢。

> 小叮嚀：
>
> 喝水的 236 法則。
>
> 中午 12 點以前喝二分之一，下午五點以前喝三分之一，睡前兩小時以前喝剩下的六分之一。例如一天預訂喝 1200cc 的水，中午以前喝 600，下午五點以前喝 400，五點到八點間喝 200，然後十點到十一點間上床睡覺。

四、學習正確的小便姿勢

「開什麼玩笑，哪有人不會小便的！」

尿尿好像吃飯一樣，彷彿每個人都會！仔細想想，嬰兒時期我們只會吸吮奶頭或奶瓶、奶嘴，大一些媽媽拿著湯匙一口一口餵我們吃，從嬰兒食品到稀飯，再到乾飯，按步就班循序漸進地學吃飯。大人了，吃太快還會不小心噎到。吃飯好像不是那麼與生俱來，天生就會的事。

小時候，媽媽曾幫我們「噓尿」，可是媽媽並不知道我們有沒有尿乾淨，尿尿用力的方法對不對？萬一尿錯了方式，就一直錯下去。長大後，公共廁所太髒、工作太忙⋯⋯等等，需要憋尿的情況很多，久而久之，也會有錯誤的小便方式產生。暢快地尿尿，對某些人而言可沒那麼簡單！

不會小便的人或者有錯誤的尿尿姿勢的人，通常不會知道自己有這個問題。許多女性因為廁所髒，不願意以坐姿使用公廁，而出現許多替代的辦法（圖 03-3）。這些辦法都會使得骨盆底的肌肉不能得到適當的放鬆，因而造成排尿障礙、尿床與尿失禁等。

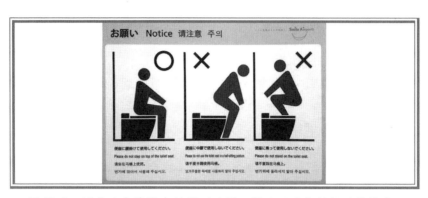

圖 03-3：這是日本機場中拍攝到的圖，展示正確與錯誤的尿尿姿勢。

　　這些有錯誤尿尿姿勢的人，通常是因為有嚴重頻尿、尿床、尿失禁、反覆性泌尿道感染、腎盂炎等症狀而到泌尿科求診。因上述疾病不易治療或反覆發作，而發現是排尿障礙在作怪。他們求診多次，常被醫師視為頑固份子或「怪」病人，幾經轉診，仍得不到適當的治療。

　　少數人可以明顯感到小便速度較慢，尤其是男生多人一齊尿尿時，小便速度快慢立見分曉；女生小便通常獨自一人，較不易發現小便速度遲緩的情形。排尿障礙者通常會用較高的膀胱壓來小便，久而久之會造成膀胱壁肥厚，乃至膀胱衰竭。較高的膀胱壓會造成尿逆流的現象，小便時尿液如逆流至腎臟，就會造成腎盂炎、腎疤痕，乃至腎衰竭等。膀胱壓過高也會使得小便無法順利自腎臟往下傳送至膀胱，因而造成腎水腫，影響腎功能。

　　「不會小便」真的「代誌大條」，不可輕忽！既然自己較不容易察覺「不會小便」這個問題，那要如何診斷與治療呢？

在大部分醫院或診所的泌尿科都有尿流速測量儀。受測者喝水脹尿後，在機器上灑一泡尿，儀器會自動紀錄小便的各項指標，例如尿流速圖形、最大尿流速等。正常小學兒童與成人，其小便時間約在20秒，最大尿流速大於 15ml/s，尿流速圖為對稱的鐘型。若出現塔狀、鋸齒狀、平台狀等圖形，就可能有問題，要趕快找泌尿科專家做診治。至於殘尿量可以用超音波在下腹快速掃描一下，一般應該是偵測不到殘尿。如果成人的殘尿多於 50ml，小學兒童多於 10ml，幼稚園兒童多於 20ml，則代表殘尿量太多，應該接受轉診查明原因。相關知識請參考第二篇第七章。

什麼是正確的小便姿勢？雙腿張開與肩同寬，腳底不可懸空，身體略向前傾（圖 03-4），給骨盆充分的支撐，並適當的放鬆骨盆底肌與外括約肌，就是正確的尿尿姿勢。小便時小腹放鬆，不要用力！小腹用力反而會促使骨盆底肌與外括約肌跟著收縮，造成尿道阻塞。對於那些用力小便者，適當地學習放鬆，那些困擾多年的症狀，經常可以不藥而癒！！

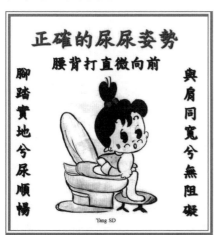

圖 03-4：正確排尿的口訣。腳踏實地，雙腳張開與肩寬，加上腰背打直，微向前傾，就是完美的尿尿姿勢了。若兒童坐於馬桶上時雙腳無法著地，應給予小椅凳支撐。

小叮嚀：

　　輕鬆尿尿對男女都很重要。採坐姿時，要腳踏實地、雙腳張開與肩同寬，腰背打直微向前傾。骨盆放鬆、下腹部不用力，尿尿就會順暢。

五、其他的建議

1. 膀胱脹尿訓練

　　對於膀胱較小的兒童，可以調節孩子一天中所喝的水份量，來逐漸擴大膀胱容量，特別是在家裡或者方便如廁的地方，可以做這個訓練。我們鼓勵輕微的憋尿訓練來增大膀胱容量，但是要記得過度的膀胱訓練，可能會造成排尿障礙，不可以不慎重。具體做法是在白天時增加飲水量，並逐漸延長日間尿尿的間隔時間，來觀察小便量的變化。中午十二點以前多喝水，下午就逐漸減少水分的攝取。而在睡覺前 2 小時不可以喝水，以免夜間尿液過多，反而加重尿床的現象。用排尿日記紀錄實際的喝水及尿尿的時間和水量，父母或醫師可以參考這些數字的變化，再設計下一週或下個月的訓練計劃。

2. 半夜叫孩子起床尿尿

　　許多父母，特別是媽媽常常採用這個方法，但也因而造成父母自身的壓力，影響隔天的工作。英國最新的研究顯示，有無半夜叫起床，不影響尿床的自然消失率，也就是無效的意思。我個人建議，半夜叫孩子起床尿尿的次數最多一次，因為半夜叫孩子，會打亂孩子漸漸成形的睡眠規律，使得只有在熟睡時才會分泌的抗利尿激素無法正常分泌，反而造成尿床，這也使得孩子的生理發育受到阻礙。從另

一個角度來講，孩子被迫起床尿尿，由於他們仍然處於半睡半醒的模糊狀態，雖然是被帶進廁所尿尿，但似乎與尿在床上並沒有區別。當叫孩子起床尿尿超過兩次時，父母本身的睡眠也被打斷了，脾氣難免變得暴躁，反而加重親子溝通的障礙，無助於尿床的改善。

在與孩子充分溝通及不傷害其自尊心之下，可以選擇使用較大兒童專用的夜間尿布，減少爸媽與孩子晚上起床的困擾，這是最近歐洲學者較常提出的建議。

如果孩子尿床的時間大多在五點以後，這時媽媽就可以叫醒孩子起床尿尿。因為早晨五點之後，人的各種器官已經趨向甦醒，抗利尿激素的分泌也開始減少了，所以不會使尿床的情形惡化。

3. 睡前牛奶

許多父母會提到，睡前不給寶寶喝一瓶牛奶，他會睡不著；但是喝了牛奶，卻幾乎每天都會尿床。前面提到，睡前兩小時不可以飲水，牛奶富含水分當然要避免。此外牛奶中豐富的蛋白質，也需要較多的尿液帶出其消化後的分解物，尿量製造也會增加。戒睡前牛奶，達到乾爽；或繼續喝奶繼續尿床，要給孩子做個選擇，才能提高尿床的治癒率。

4. 睡前尿尿

這是許多有智慧的老人的建言，入睡之前先將膀胱清空，以增加「有效膀胱容積」，準備應付夜間製造出來的尿液。

六、外宿的對策

現代的孩子課外活動多，孩子如果要參加校方舉辦的團體活

動，而需在外面過夜時，目前最有效的方法是服用特效藥（抗利尿激素）。臨時服用的效果很好，特別是一個月才尿床 1-2 次，又不想天天服藥的人，這是一項好選擇。但是要記得服用抗利尿激素的同時，不可以大吃大喝，以避免水中毒的發生。

另外請孩子吃完午飯後減少飲水量，就寢前去排一次尿，不要熬夜，以免打亂生理時鐘等，這些方法可以使孩子在外面過團體生活時，減少尿床發生的意外。

尿床是造成兒童身心困擾的常見原因之一，在此呼籲親愛的爸爸媽媽們，家有尿床兒時，請不要責備他（打他或罵他），而是應該與孩子一起面對尿床這個問題，幫助孩子擺脫尿床的困擾，向尿床說再見。尿床是可以透過非藥物治療而改善，治療需要投入一段較長時間，因此父母與尿床兒的動機都要夠強，才能有良好的效果。年紀比較大的孩子，動機強而配合度也會較高，行為調整的成效會較佳，可以鼓勵先做「泌尿治療」；年紀小的孩子，動機低、配合度差，則容易出現治療失敗，使得父母產生錯覺，誤以為有治療與沒治療差不多，使得再度使用行為療法，變得更加困難。

> 小叮嚀：
> 治療尿床的建議主要內容是：認識膀胱功能、適當飲水、正確的尿尿姿勢；睡前兩小時不喝水或牛奶、睡前要排尿等基本行為的改善。

第三章
食物、中醫與偏方治療

　　許多父母都會問：「我家的寶貝不可以吃什麼？或吃什麼會好得快一點？」食療的觀念深入民間，因此本章就尿床相關的飲食禁忌與注意事項，在此做一個整理，提供給家有尿床兒的家長們參考。

1. 會增加尿液製造的食物要避免，特別是在睡覺之前

　　× 高咖啡因、高糖飲料。尿床最常見的原因是夜間多尿症，因此減少水分的攝取最為重要。再來就是要避免有利尿作用的食物，常見的有咖啡、茶、碳酸飲料（汽水）、提神飲料等含咖啡因或糖分的飲料。酒精有明顯的利尿作用，青少年本來就不可以喝酒，這裡只是再次提醒成人尿床或夜尿症者，應該避免夜間喝酒。

　　睡前進食高蛋白質食物，其中牛奶是最多尿床兒睡前捨不得的食物，卻又是最需要戒掉的食物。

　　× 高鹽分／高鈉食物。需要利用身體的水分才能將多餘的鈉排出體外，也會增加夜間尿液的製造，要加以避免。

　　× 瓜類食物。似乎都有利尿的作用，如西瓜、香瓜等「涼性」水果，都會促進尿液的製造，臨床實務上都有母親報告說，停吃此類水果後，尿床確實有改善的情形。

　　× 柑橘類等「涼性水果」，也有利尿作用。

2. 改善便秘的食物

　　○高纖維質食物。便秘會增加膀胱過動症與泌尿道感染的發生，

此兩者都會加重尿床的發生。改善便秘的食物，也就有機會改善尿床。各式各樣的青菜都富含纖維質，由於味道清淡，有些兒童不喜歡吃。我自己做的非正式排行榜發現，吃地瓜（番薯）的效果很好，兒童的接受度很高。

〇**番茄與鳳梨**。過去水果也被認為是纖維質的主要來源，但是在農業專家的改良之下，多數水果鮮甜多汁，卻少了最重要的纖維。個人建議可以多吃含不易消化的果皮的水果，例如小番茄；或者改良得很好吃，但是還可以看得到纖維質的水果，例如鳳梨。

3. 改善睡眠的食物或保健食品

有些食物或飲料宣稱有安定神經促進睡眠的效果，如果不需要與大量的水分一起服用，可以考慮食用。

退黑激素 (melatonin) 是最常被提及的保健食品，有些臨床研究發現它可以改善睡眠，增大膀胱容量，因此可以改善尿床。當所有的方法都試用過而無效時，也許可以考慮使用退黑激素來改善尿床。

目前無已知可以增大膀胱的食物，就不再做介紹。

4. 中醫師可能會推薦的食療

中藥用了許多食物做治療，因此食療經常被提及。有很多的非中醫藥典記載的偏方，也常推薦不同的食物組合，以下介紹幾個比較常用的食物給讀者做參考。

龍眼乾＋米糕：這是最普遍推薦的食物，但似乎沒有很好的治療效果。

山藥、益智仁（鹽炒）、烏藥的組合經常被提到。**大蒜**也經常被提到。

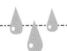

豬脬：也就是豬的膀胱。吃腦補腦，吃膀胱補膀胱，豬膀胱是否有效，令人懷疑。

中藥多有君臣佐使的想法，基本上許多食物要予以組合，才會有效果。這部分建議要詢問中醫師。

5. 針灸及相關的治療

尿床這個古老的問題，東西方醫學、民間醫學都曾經提出治療的對策，除了食療之外，各種中醫的藥方也可能會有療效。有多篇來自中國的研究報告指出，針灸可能可以改善尿床。常用的穴道有百會（DU 20, GV 20）、三陰交（SP 6）、夜尿點（Bedwetting Hand point）與益尿穴（Enuresis point）等。2005 年第一次綜合分析（meta-analysis）所有發表的文獻，結果針灸對尿床的效果並不明顯。後來有更多來自中國的相關論文發表，2015 年再進行綜合的分析顯示，針灸的療效是正面的。因此，在前述方法都使用過而無效時，可以嘗試針灸療法，也許會有效。

現代醫學採用針灸的概念，發展出脛骨神經電刺激神經調節術、雷射針灸等，也有一些效果。脛骨神經電刺激術是使用微小電流來刺激脛骨神經，調節尾髓乃至於大腦相關的自律神經。電刺激的精神很像針灸，卻不需要扎針，因此兒童有相當的接受度。在歐洲與美國都有一些成功的報導，臺灣目前尚無人引進，不知道療效如何。對於中醫藥有興趣者，建議請詢問相關專家。

6. 民間療法或偏方治療

羊肉、狗肉、烏龜肉、雨中的蛙、人參、烤枯的老鼠灰、蚱蜢等都有人建議。是否有效都需要通過實證醫學的證明，建議不要輕易嘗試，以免傷害身體。

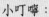

小叮嚀：

　　食療最重要是避免有利尿作用的食物，要多增加攝取高纖維質的食物。

第四章
常見的藥物治療有哪些？

當泌尿治療等行為的調整無法治癒尿床時，應該要考慮比較積極的治療，此時最常被推薦的是抗利尿激素與鬧鈴，這兩者在大規模的雙盲臨床實驗中都顯示出極高的治療效果，以實證醫學上最流行的術語來說，此兩類治療都有最高等級 1A 的證據力，可以放心的推薦給病人使用，這一章我們先討論藥物的治療。

一、藥物治療的原則

尿床這個疾病，長久以來便困擾著許許多多學齡期的孩子們，因為這時候的小朋友一方面要應付剛接觸的學校環境及課業，另一方面又要面對因尿床而來自父母的責難，因此來門診求治的父母親便企盼能有一種神丹妙藥能一舉將尿床根治，於是藥物治療在尿床扮演著一個很重要的角色。也因為藥物容易使用，此方法深受醫師及病人喜愛。藥物治療的缺點則是復發率高，停藥以後有一半以上的兒童會再出現尿床，因此如何保持藥物治療的效果，是熱門研究的題目。

一般藥物的療原則為：因抗利尿激素不足而造成夜間多尿者，可以補充抗利尿激素；膀胱容量太小者可以先投予抗乙烯膽鹼藥物，若效果不好，再考慮做進一步檢查以查明原因；至於大腦覺醒中樞遲鈍者，目前沒有特別的藥物可治療，必須等待時間慢慢發育。以下介紹常用的幾種藥物。

二、抗利尿激素 (dDAVP)

這是人工合成的藥物，具有抗利尿的效果，使得原本應該在夜間經腎臟過濾出來的水分（尿液），暫時停留在身體裡面，因而減少夜間尿量的製造。學名是 desmopressin，商品名有迷你寧、沛卜淨等。因為其安全性較佳且副作用少，目前已被醫師廣泛的使用。目前建議的口服錠劑的初使用劑量是 0.2mg，然後依治療反應調整，最高可調至 0.4mg。口溶錠劑的起使用量微 120 微克，最大使用量為 240 微克。建議的治療期間是 3-6 個月，再根據臨床反應決定是否減藥或停藥。至於噴鼻劑型由於曾經有個案因為身體保留過多水分，造成低血鈉症，而出現成**水中毒**的現象。他們因為出現頭痛、高血壓乃至於昏迷、意識混亂、抽搐痙攣等現象，必須住進加護病房救治，因此美國 FDA 已經禁止噴鼻劑型的使用。為了克服上述的缺點，近年有另一家廠商以獨特的抗利尿激素噴劑型 (SER) 來治療老年人的夜尿症，將來也許有可能會運用在兒童尿床也說不定。

有關於此藥之副作用方面，臨床上雖然很少見，但是一定要小心**水中毒**的可能性，有前述水中毒的可疑症狀出現時，宜先停藥，再去查明原因。使用此類藥物務必要嚴格執行睡前 2 小時限制飲水，以避免此一併發症。有些孩童在感冒時，醫師會鼓勵補充大量水分，此時建議停用此類藥物。

三、抗乙烯膽鹼藥物 (anticholinertics or antimuscarinics)

此藥物之藥性可以增加病童之膀胱容量，及減少膀胱之不自主收縮，並進而減少尿床之頻率，原則上只有夜間尿床且膀胱容量較小之病童在睡前使用。目前最常使用的藥物是 Oxybutynin，臺灣有在使用的商品名為歐舒、達多幫、膀泄克等。成人建議使用劑量是

2.5-5.0mg，每天使用 1-2 次。Oxybutynin 由於有美國 FDA 認證的背書，可以使用於兒童，因此是採用此類藥品的首選。

　　此類藥物常有如下的副作用：口乾、便秘、臉部潮紅、視野模糊等，在老人還有報告懷疑此要與老人失智症有關，目前尚無致死之報告。

　　為了改善這些副作用，長效型 oxubutynin 是一個解方，臨床上也確實發現口乾舌燥與便秘等副作用的發生率下降了。尋找具有膀胱特異性的 antimuscarinics，近年來在改善上述副作用上有明顯降低，例如Detrusitol 得舒妥，Solifenacin 衛喜康等都有長效劑型，一天只要使用一次。Propiverine 優合則需要一天 2-3 次的使用。以上這些藥物的使用經驗主要是來自成人，兒童使用的劑量較為不一樣，應該詢問專家後再使用。

四、合併使用兩種藥物

　　有些兒童的尿床原因不只一個，或者單一藥物效果不時，可以考慮合併使用多種藥物一起治療。最常合併使用的藥物為抗利尿激素與抗乙烯膽鹼藥物，有些學者甚至建議，這個組合應該做為治療原發性尿床的首選配方。因為有些臨床研究顯示，在第一次藥物治療時就併用抗利尿激素與抗乙烯膽鹼，治療效果比單獨使用某一種藥物的效果都好。我個人在臨床上還是會分開來循序漸進使用，除非是嚴重型尿床併有小膀胱容量之兒童，才會在第一線使用兩種藥物。在臺灣健保局不允許將抗乙烯膽鹼藥物直接用來治療單一症狀尿床。因此建議，使用抗利尿激素無效之後，再追加抗乙烯膽鹼，以其達到療效。至於非單一症狀尿床是否提早使用抗乙烯膽鹼，有賴醫師的專業判斷了。

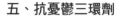

五、抗憂鬱三環劑

學名是 imipramine，商品名有多富腦、靜安等。此類藥物本來的作用是治療憂鬱症，意外發現對尿床具有一定的療效，加上便宜，因此被廣泛的使用。到目前為止，其確切之治療尿床的機轉仍不清楚，可能之作用機轉是改善睡眠之機轉、改善膀胱之不穩定收縮、強化尿道括約肌等。服用此藥後，約有 50 ～ 60% 的幼童尿床的症狀可以得到改善。目前建議的使用劑量如下：6-8 歲睡前 1-2 小時給 25mg，且建議使用三個月以上，再根據臨床反應來減低藥量或停藥。

三環劑之可能副作用如下：焦慮、失眠、口乾、噁心、人格改變，乃至於死亡。最可怕的是此類藥物過量可能會引起**心室跳動過速** (Ventricular tachycardia)、低血壓等危及生命的副作用，甚至造成死亡。2000 年臺灣第一版治療指引製作時，許多委員認為「心室跳動過速」是危言聳聽，他們從來沒遇見過。但最近幾年臺灣至少有兩個相關的病例報告，因誤食大量三環劑而導致心臟衰竭，住進加護病房治療的情形，而國外則有死亡病例的致死報告。基本上尿床不會致死，所以在安全顧慮的考量上，歐美各國以及臺灣 2018 版的建議，都將此藥當作 7 歲以上病童之第二，甚至為第三線的尿床用藥。

由於此藥物有外面常包有糖衣，藥丸不大，很好吞服，孩童可能會誤以為是糖果而大量吃下去，因而造成中毒的現象。若有使用此類藥品，父母一定要小心管制藥品，不可以讓孩子自行服藥，以免誤食造成意外。

六、其他較少使用的藥物

由於尿床的原因複雜，少數病人對前述各項藥物反應不佳時，

可併用下述藥品：

1. 甲型腎上腺受體阻斷劑 (alpha-1 adrenergic blocker)

　　本為降血壓之藥物，因為在成人確實可以改善尿流速，減少頻尿、尿失禁等現象，而被應用於兒童類似的情況。對於頑固性尿床，前面的各項方法與藥物皆無效時，且經測試尿流速後，其解小便的最大尿流速度低於同齡孩童者（< 15 ml/ 秒），可以嘗試給此類藥物。我們曾經針對符合前訴條件的 15 位男童，給予甲型腎上腺受器阻斷劑 (doxazosin)，結果沒有出現姿勢性低血壓等副作用，其平均最大尿流速由 12.4 ml/ 秒增加至 16.6 ml/ 秒，而尿床症狀有 74% 得到顯著改善，其中 3 位 (20%) 得到根治。此報告在 2001 年舊金山舉行的美國小兒科醫學會年會中提出，受到全場矚目與熱烈討論。美國的專業性報紙 DG news （醫師指引新聞），並特別登載，以供職業醫師參考。其他類似的藥物有 terazosin， tamsulosin，silodosin 等，也都有專家的報告說明此藥物確實可以改善特定族群的排尿障礙，特別是尿動力學診斷為旁供景（膀胱頸？）功能異常者。可惜缺少大型的雙盲研究，目前美國 FDA 並沒有核准在兒童的使用上，臺灣健保於 2018 年 5 月也強調不給付此類藥品於兒童，所以若真的有需要使用這類藥品，就必須自費，以及承擔藥物副作用的風險。

2. 非類固醇抗發炎劑 (NSAID)

　　由於此類藥物作用於腎絲球，可以減少尿液之產生，因此也可作為尿床治療的輔助藥物。

3. 利尿劑 (diuretics)

　　於下午時服藥，可以先將體內的水分排出，減少夜間尿液的製

造，也有部分改善尿床的效果。

七、如何維持長期的效果

沒有一個兒童或父母喜歡長期吃藥，因此藥物出現預期的效果以後就要開始減藥，乃至於停藥。突然停藥的復發率在 50% 到 90% 之間，有些父母自作主張在藥效最好的時候突然停藥，發現尿床馬上復發的情形很常見。根據我們所做的大型文獻系統性回顧與巨量分析，發現有計畫的減藥與無計畫減藥相比，有計畫減藥者可以有較為長期的療效。依時間為基準來做減藥的計畫比較複雜，且效果不如依劑量來減藥。**所以突然停藥，最容易造成復發，依照藥物的劑量來逐漸做減量，以達到長期的療效是我們所推薦的方法。**

以下介紹我的逐漸減量法：乾爽達 28 天以上時可以開始考慮減少藥物的使用。上述所有類別的藥物的單位劑量可以視為 1，例如某個兒童童需要迷你寧 0.4mg ＋歐舒 0.5mg 才不會尿床。迷你寧口服錠一顆為 0.1mg，可以視為 4。歐舒 0.5mg 一顆可以視為 1。此兒童的治療單位就是 4 ＋ 1 ＝ 5 單位，每 1-2 個月可以減少一個單位，以數字多的先減。減藥量後 1-2 個月，若還是可以達到完全乾爽，就可以繼續減藥。若有小退步則維持減藥後的劑量；若有大退步則需要將藥量加回去，重新觀察兩個月。

總而言之，尿床的治療由於藥物的進步，大致是安全且有效。但是要記住，要治好尿床及其衍生出來的各種問題，是要父母、病童、醫師甚至學校各方面協調溝通，才能達成的，絕不是單靠醫師和藥物一蹴可及。

小叮嚀：

　　最常用於治療尿床的藥物是抗利尿激素，可以減少夜間尿液的製造。其次是抗乙烯膽鹼，可以增大膀胱容量。抗憂鬱三環劑是治療尿床的老藥，要小心注意其致命的副作用。

第五章
鬧鈴治療是什麼？

尿床鬧鈴行為療法（alarm therapy for nocturnal enuresis）是尿床治療重點項目之一，也是達到最高實證等級（1A）的方法，在歐美尿床鬧鈴稍微普遍，但是在臺灣很少使用的情形，以下和大家一起來探討尿床鬧鈴如何治療尿床。

一、尿床鬧鈴行為治療是什麼？

尿床鬧鈴（圖 03-5）是指兒童在睡覺前，於內褲放置一個對潮濕會有感應的偵測器（sensor），當尿液排到外面時會被偵測到，因而啟動鈴聲或震動，以喚醒該兒童。通常也會喚醒家長，以協助喚起兒童，協助去廁所尿尿。由於科技的進步，現在依照功能可以分無線以及有線的鬧鈴，喚醒一人或多人的鬧鈴。許多家長抱怨使用尿床鬧鈴時，全家都被吵醒了，但是尿床兒卻不動如山。所以尿床鬧鈴使用的環境與時機很重要。如果多個兒童睡在一個房間，也許不是使用的好時機。父母與尿床兒全家睡在同一個房間，也要多所考慮。

尿床鬧鈴的種類：可以是有線或無線的；使用聲音、燈光、震動的兩種或兩種以上的組合來喚醒兒童。

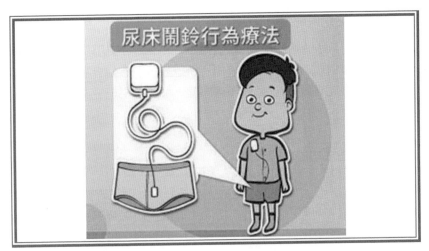

圖 03-5：尿床鬧鈴示意圖。由一個潮濕感應器加上有線或無線鬧鈴
組合而成。當尿液濕潤內褲時，會引發響亮的鈴聲或明顯的震動，
以喚起睡眠中的兒童去尿尿。臺灣很少有店家販賣，有意者可以在
網路上搜尋與購買。

二、尿床鬧鈴為什麼會有效？

　　尿床鬧鈴的作用的機轉，是根據古典制約反應而設計的，例如
訓練狗聽到鈴聲就有食物可吃，因此會流口水。一段時間以後狗只要
聽到鈴聲，即使沒有食物在眼前也會流口水。尿床鬧鈴是利用尿濕褲
子時會導電，使得警鈴大作來喚醒沉睡中的兒童，趕快起來上廁所。
久而久之，大腦會學習到膀胱脹尿的感覺，喚醒睡眠中的兒童起來尿
尿。大腦要學習一個新的感覺並不容易，所以尿床鬧鈴初始的成績不
容易看到，需使用 1-3 個月以後，才可以看到成績。但是一旦建立起
夜間膀胱脹尿的感覺以後，對於治療有效者，其長期治療效果是最好

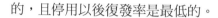

的，且停用以後復發率是最低的。

2018 年 6 月最新的研究報告指出，尿床鬧鈴使用長達半年者比三個月或四個半月者有更好的成績。所以家長若選擇此項治療，需要有長期使用的心理準備，免得半途而廢，好不容易建立起來的大腦新功能又喪失了！

三、鬧鈴療法成功的關鍵

一般而言，行為治療都需要投入一段長時間，因此父母與尿床兒動機都要夠強，且有良好的支持，才能度過使用鬧鈴初期的混亂與吵鬧期，達到良好效果。最適宜使用尿床鬧鈴者，是那些膀胱容量比較小的兒童，治療後膀胱容量也會顯著上升。以下是使用尿床鬧鈴的幾個實用的建議。

1. 開始使用時最好是對家長有足夠的實質與情緒支持時才開始。

2. 不要在有家庭壓力事件期間使用，例如離婚、搬家、考試等。

3. 理想的開始時間為學校放假日，以減少使用初期的疲累感。

4. 當孩子配合使用尿床鬧鈴時要給予獎勵，不管成功與否。當然獎勵要適當，不可過大，積點換獎品是一個可以考慮的策略。

5. 雖然尿床不會那麼快好，但是只有褲子溼掉而已，床單沒濕，就是開始進步的徵兆。

6. 要堅持遵照你的醫師所建議建議的使用方法。尿床鬧鈴使用的順從性決定了治療成功率，所以這一點很重要，千萬不要半途而廢。

四、選擇藥物好？還是鬧鈴好？

根 據 許 多 文 獻 的 研 究 ， 有 夜 間 多 尿 症 者 宜 優 先 使 用 desmopressin 等藥物，而膀胱容量小者，優先使用鬧鈴。使用三個月後療效不佳時，可以交替使用。也有不少的研究指出，並用藥物與鬧鈴對於頑固性尿床有很好的效果。

我們根據世界上已經發表的隨機雙盲研究做巨量資料分析，發現選擇尿床鬧鈴者，**中途離開研究計畫**的比率高於服用 desmopressin 藥物。所以，以全部參加研究計畫的人來相比，藥物與鬧鈴的療效是相當的。鬧鈴療法的長期效果是否真的優於藥物，還需要進一步的研究來證實。

在臺灣雙親都是上班族的很多，是否可以承受鬧鈴治療所帶來的家庭壓力，應該要列入考量。至於家庭關係、親子關係俱佳者，可以優先嘗試鬧鈴療法。

> 小叮嚀：
> 　　尿床鬧鈴治療成功的關鍵，是要有充分的心理準備，父母與尿床兒都需要。下定決心一起克服治療過程中的種種挑戰，能有一個教練或復健師來輔導是最好的。
> 　　搭配前面提到的各種「泌尿治療」，可以增加成功率！

第六章
怎麼治療那麼久了，還在尿床？

小華已經治療超過半年了，怎麼還在尿床？媽媽已經帶玲茹看過三個西醫兩個中醫了，怎麼都沒效，還是要天天洗床單，曬棉被？

門診中家長常常會有這些疑問，特別是在我這邊治療超過三個月，卻沒有顯著進步的尿床兒，醫師稱此狀況為頑固性尿床，以下說明為什麼治療那麼久了還在尿床的原因與對策。

一、頑固性尿床首先要問：有聽從醫囑改變生活習慣嗎？

1. 有沒有戒除睡前喝水或喝牛奶的習慣？

有一些媽媽會坦承孩子其實還沒有戒掉這些習慣，這時候我會直接跟兒童本人詢問：「你喜歡尿床嗎？ 還是比較喜歡睡前喝水？需要我在你的手背上寫一個提醒嗎？ 」睡前不喝水，傍晚少喝水是尿床治療的第一步，好習慣也建立好，治療效果才能事半功倍，立竿見影！

2. 睡眠時間太長

這是另一個要注意的問題，有的孩子晚上九點就去睡，七點才起床，睡眠時間長達十小時，藥效當然不夠。稍微晚一點睡，稍微早一點起床，將睡眠時間控制在八小時左右，藥物才能發揮最佳效果。睡太久這件事特別容易在週六、日或寒暑假發生，這在尿床日記上可以看出來（圖 03-6），有規律的生活，才能訓練大腦對膀胱脹尿的感覺，這是我經常提醒的事。

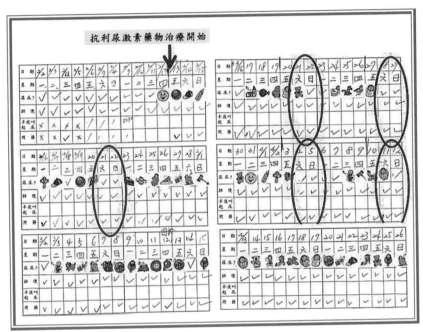

圖 03-6：尿床日記示意圖。某 12 歲男童的治療情況良好，但是尿床日（無貼紙日）多出現在週六、日，原來是假日大多睡到 10-12 點才起床，抗利尿激素之藥效已過，所以還會尿床。如依平日時間起床，就不會再尿床。

3. 太晚吃晚餐

這是臺灣特殊的現象，有些孩子容易在一個星期中的某幾天尿床，原來是那一天去補習，晚一點回家吃晚餐。晚餐到睡覺之間的時間過短，尿液來不及將食物中的鈉排出，因此會讓藥物治療的效果打折。例如八點吃晚餐，九點睡覺，晚餐的水分與鹽分還來不及排出來。

4. 傍晚劇烈運動

這是另一個要避免的事，有些孩子會在下課後去學國術、跆拳道、空手道等，運動中大量流汗，難免要大量補充水分。補充過頭，就會出現夜間多尿症，抵銷藥物的效果。例如阿華治療反應很好，卻總是在星期二早上尿床，仔細問是因為星期一下課後去練跆拳道。

二、有按時間吃藥嗎？

這在成人與兒童都是常見的問題，兒童對服藥的遵從性通常較差，所以父母一定要盯著看他們吃藥，才能確保治療的效果。有些孩子會藏藥，父母不知道也沒向醫師反映，醫師誤以為無效繼續加強藥量，反而增加副作用出現的機率，不能不小心。

三、有每天都用尿床鬧鈴嗎？

就跟藥物一樣，行為治療也是要每天做才有效果，斷斷續續做效果不會好，反而傷了親子間的感情。

四、少見的原因

如果前面三件事都確實做到了，治療效果還是不好，那麼要考慮改變治療方式，例如本來使用藥物的改用尿床鬧鈴，本來使用尿床鬧鈴的改用藥物，或者兩者合併使用。

探查少見的原因造成尿床，是另一個方向。可以再做進一步的檢查與治療，基本原則是前面提到的非侵入性檢查要再做一次，確認尿床的分類與可能的原因。有一些初期被認為是單一症狀尿床者，

後來會被歸類到非單一症狀尿床，接受不同的治療，因而得到改善。有些單一症狀尿床其實是少見的原因造成，該兒童透過自己的行為改變，例如少喝水來避免頻尿與尿失禁，因此被誤以為是單一症狀尿床。總之，治療超過三個月都沒進步，要想想看有沒有什麼其他原因造成尿床，一直吃同一種藥，也是沒有用。進一步作侵襲性檢查，如果找到特殊的原因，就可以針對此原因，做確實的治療。侵襲性檢查將在下一篇兒童尿失禁中做說明，特殊的治療方式，包含復健治療、手術等，將在以下幾章作說明。

小叮嚀：

　　頑固性尿床要先問有聽從醫囑改變習慣嗎？有按時間吃藥嗎？確實做到前述兩點治療效果還是不好，可以考慮比較少見的原因，因而安排進一步的檢查與治療。

第七章
尿床也可以作復健治療？

天底下哪有人不會小便呢？不會小便又如何？可以矯正回來嗎？前面提到，不是每一個人都會小便，因此有一小群人它的膀胱相關神經功能，本來是正常的，卻不知道在什麼時候學錯如何尿尿，就可以透過再次的學習，重新掌握順暢尿尿的訣竅。

一、什麼是不正常的小便

正常小便的動作需要膀胱逼尿肌收縮，尿道括約肌放鬆才能將小便順利排出。脊髓外傷或先天性腦脊髓膜膨出症者，可能會傷害到尾髓之排尿中樞，而失去前述之協調性，臨床上稱之為「逼尿肌／括約肌共濟失調症（DESD）」。然而神經學正常之人可能會因為習慣性憋尿，膀胱過動症、尿失禁、精神緊張及其他不明原因而造成骨盆底部肌肉過度收縮，進而造成尿道括約肌在解尿時不能順利放鬆，而造成尿道之功能性狹窄，而稱之為異功能性排尿（Dysfunctional voiding）。尿流速圖形可顯示出鋸齒狀圖形或阻塞性圖形，有些病人之殘尿量會有顯著增加之現象。在錄影尿動力學時可以看到間歇性的括約肌收縮，或者狀似尿道狹窄之帶狀狹窄（Segmental stenosis of distal urethra）（圖03-7）。

二、復健學習的重點

應該是學習掌握尿道括約肌在什麼部位，然後冥想在解尿時要放鬆該肌肉，不可用力解尿。以尿流速圖作為生理回饋的方法者，

就是學習看著尿流圖，讓自己做出一座「小山」來，這和我們強調
放鬆的原則是相同的。但這和成人女性的應力性尿失禁的訓練不同，
她們著重於骨盆肌肉力量的提升，所以要重複與持久的訓練。至於放
鬆的訓練比較像頓悟，當你學會放下時，一下子就學會了。不願意放
下時，教很久也沒有什麼效果。

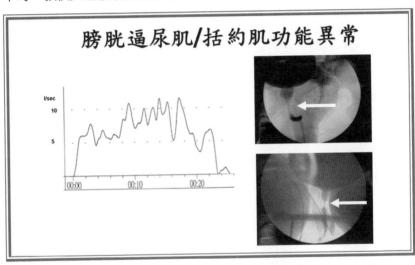

圖 03-7：左圖為鋸齒狀的尿流速圖，右圖箭頭所指處為無放鬆的
括約肌。右上圖為男童，右下圖為女童。

三、復建的方法

1. 訓練的頻率

　　一般相信，異功能性排尿是一種後天學來的錯誤解尿方式，因
此採用各種方法可以將錯誤的解尿方式，重新訓練回來正常的解尿
方式，而改善各種症狀。訓練的方式有：肌電圖生理回饋法、尿流

速圖形回饋法……等多種。訓練的頻率則依照不同醫院有不同的訓練法，歐美國家相信需要排 12 次的訓練才有效果，香港某研究顯示一日密集訓練就有很好的效果，比利時則推薦尿尿學校（voiding school），同時召集幾個相同病例一起在醫院內學習正確的大小便，為期 2-3 天。根據我們過去的經驗，我們發現短期訓練就會有效，所以臺北慈濟醫院泌尿科的訓練是每週做一次，連續排三次。

2. 訓練的方法

經錄影尿動力學檢查確定為異常排尿後，會約定排尿治療師與病人都能有充分時間的時段進行訓練及返家後寫排尿日記。於約定治療時間前 1 小時飲水 500ml，治療前先做尿流速檢查。到治療室後，治療師會先與病人會談，評估其排尿之症狀及習慣，與其討論排尿日記及尿流速圖形之意義。了解病人整體狀況後，藉由人體模型向病人解釋其檢查之結果及此項治療之目的及方法。讓病人平躺於床上，兩腳彎曲微張開。若是兒童或男性病患，在其肛門括約肌 3 點及 9 點處貼上 EMG 貼片，必要時須剃毛或以酒精清潔此區域，以增加貼片內電極之敏感度，此二個電極用以偵測骨盆底部／尿道括約肌收縮的動作。另有二片電極貼於小腹，以監測腹部肌肉之收縮。配合生理回饋儀（圖 03-8 與圖 03-9），教導病人快速收縮骨盆底肌肉 10 次，以了解尿道括約肌／骨盆底肌肉之位置、肌肉收縮力量之強度及縮放之控制。在病人掌握骨盆底肌肉收縮之要領後，開始練習持續性收縮，持續收縮之時間先從五秒開始，依病人執行情況逐漸增加至十秒，每次持續收縮需間隔 10 ～ 15 秒，強調其肌肉完整放鬆之重要性。建議病患一天需練習骨盆底肌肉運動三次，每次十五分鐘。

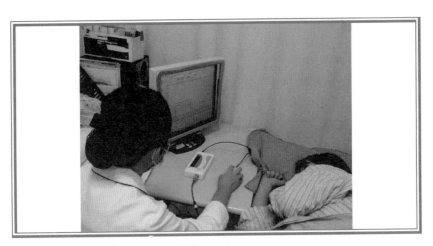

圖 03-8：生理回饋儀執行的情況。

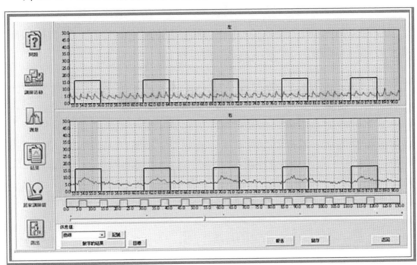

圖 03-9：螢幕上呈現兩條曲線分別代表腹部肌肉與會陰部肌肉的
活動性，也可以用卡通圖來替代這個曲線。

四、治療的結果

我們於 2005 年針對 20 位嚴重尿床且有異功能性排尿障礙的孩子做復健治療，平均做 2.3 次的復健，最大尿流速、小便量等有顯著的增加，而餘尿量有顯著減少。尿床的頻率從平均每週 6.4 次進步到 0.9 次，效果非常顯著，此結果也發表於國際期刊上。

五、結論

要告訴一個人他的小便方式錯誤了，是一個很難令病患接受的事。因此尿流速圖形、錄影尿動力學的動態報告等對病患有充分的說服力，使他們相信自己「真的不會尿尿」，是治療成功的第一步。我們認為使病人感覺到骨盆底部肌肉群的存在，遠比各種不同比例的肌肉收縮／放鬆來得重要。一但感覺到這群肌肉的存在，學會解尿時適當放鬆這群肌肉，才是治療成功的基石。

小叮嚀：

　　掌握到尿道括約肌在身體內部的位置以後，然後冥想在解尿時要放鬆該肌肉，不可以用力解尿。輕鬆尿出一座「小山」來。

第八章
哇？尿床也需要手術治療嗎？

一、典型個案介紹

　　18 歲的大雄在校成績都很棒，得到美國一流名校大學的獎學金，準備去美國的前三個月跟著媽媽來給我看診。媽媽是知名醫院的護理長，已經過多方治療，就是無法解決大雄的頻尿與尿床的問題。經進行他的理學檢查，發現身體無異狀，尿液檢查也正常，但是尿流速圖型呈現低的平台型，最大尿流速只有每秒鐘 7 毫升。進一步做錄影尿動力學檢查發現為罕見的前尿道瓣膜（圖 03-10），因此造成尿道阻塞以及膀胱過動症。立即安排手術，以鈥雷射將瓣膜汽化掉，一星期後小便速度達到每秒 20 毫升以上，呈現漂亮的鐘型尿流速圖。一個月後就跟尿床說 bye bye 了！

　　尿床的原因很多，有一小部份是由於解剖性膀胱出口阻塞 (anatomical bladder outlet obstruction) 造成膀胱過動症，藥物治療無效，惟有使用手術才能解決根本的問題，進而改善膀胱功能，使得尿床不再發生。所以尿床的治療也有很困難的！解剖性膀胱出口阻塞的問題主要是發生於男生，可能的型態有：膀胱括約肌不協調、膀胱頸狹窄、後尿道膜、前尿道瓣等等。由於這些疾病都是出生時就發生的，父母不容易察覺。膀胱出口阻塞會使得小便速度較慢，尿尿時間較久，而且尿不乾淨。由於常伴隨不自主的膀胱收縮而有急尿、頻尿乃至於尿失禁的現象，細心的父母，有時可以觀察到這些變化。有些小孩子會自我限制水分的攝取，以避免前述不舒服的現象發生，此時惟有靠仔細地記錄小便日記才能發覺。

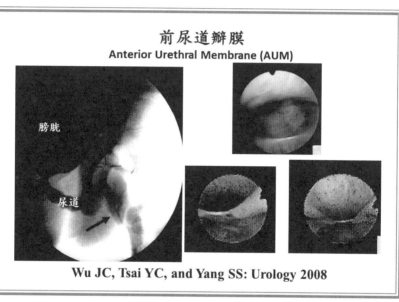

圖 03-10：一位 18 歲青少年仍有尿床困擾。詳細檢查後發現為前尿道瓣膜造成阻塞因而尿床。左圖可以看到擴張的尿道延伸到箭頭處就停止。右上圖是以尿道鏡自尿道往膀胱看，似乎沒有阻塞。右下左圖是自膀胱往尿道看，沒有灌水（排尿）時尿道是開的，有灌水（排尿）時尿道是閉合的（右下右圖）。

二、治療的方式與成果

　　有懷疑膀胱出口阻塞的現象時（圖 03-11、圖 03-12），必須依賴錄影尿動力學及膀胱鏡檢查作雙重的確認，才施行手術治療。至於膀胱括約肌不協調則需作復健治療。手術主要是使用鋁雅鉻（Ad：YAG）雷射精細地切開阻塞部位，使整個泌尿系統恢復暢通。由於雷射光纖維很細，因此可以使用細小的小兒膀胱鏡或輸尿管鏡來達成目

的，而不需要正式的「開刀」。少數醫院會使用電刀來做治療，但應小心可能造成尿道狹窄的後遺症。

2004 年我們發表 21 位有尿床且合併有明顯膀胱出口阻塞的治療成績，其中有 16 名尿床痊癒，頻尿、尿失禁、反覆泌尿道感染與尿液逆流等都有顯著的改善。因此正確診斷與適當的治療，才能根治頑固性尿床，此研究結果發表在臺灣醫學會期刊上。

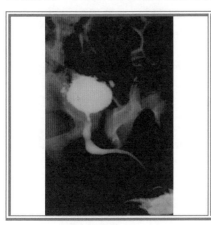
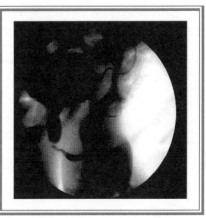

圖 03-11（左）與 03-12（右）：不同部位的膀胱出口阻塞。左圖阻塞的部位在膀胱頸，且伴隨膀胱的纖維化與許多小憩室。右圖阻塞的部位是在括約肌附近的後尿道瓣膜。

三、其他泌尿科特殊治療

1. 清潔間歇性導尿

其實是膀胱容積中等，且無法自行解尿者的良方。雖然有些兒童會排斥，但是多數都能接受。

2. 尿道擴張術

雖然多數泌尿科醫師不能認同此一方法，但是臺灣仍有某些人採用，而美國密西根兒童醫院報告部分病例仍有長期效果。兒童接受麻醉檢查的同時，不妨一試！

3. 肉毒桿菌素注射於外括約肌

此在美容界蔚為風行的方法，在泌尿科也漸被採用。目前有幾篇初期報告，也有很好的成績，值得密切注意！

> 小叮嚀：
>
> 頑固性尿床要積極找原因，若有適合手術的情況，手術治療後效果通常都很好。

第九章
為什麼一張小小的貼紙
就把尿床治好了？

在本篇第一章的尿床小故事裡提到，一張小小貼紙就可以治療尿床，這是什麼魔法在裡面，本章再做一次重點整理與分析，父母就能掌握尿床治療的要訣。

1. 關於便秘

很多家長與病人會感到很奇怪，為什麼這個泌尿科醫師一直在問大便的事，他不是泌尿科醫師嗎，幹嘛問這個？

人在胚胎剛形成時的構造其實比較像鳥或雞一樣，尿道、直腸、與生殖道是融合在一起的，隨著發育的進展再逐漸分開為二（男）或三（女）個管道，且有各自的開口。因此尿道、直腸的神經是相互關聯的，人與動物的觀察也證實直腸若被撐大，膀胱會出現過動的現象，容量會變小。將便秘治療好了，膀胱蓄尿的能力會改善。尿道與肛門的括約肌也會互相干擾，有一邊太緊了，會影響到另一邊。例如尿道括約肌放鬆不良，造成尿失禁或泌尿道感染，這些人容易伴隨便秘。反之，因肛門括約肌放鬆不良的人，也容易影響膀胱的功能，會有尿不乾淨或尿流速圖出現鋸齒狀的現象。

2. 關於貼紙的正向鼓勵法

教育專家告訴我們正向鼓勵比負向處罰更容易看到進步，效果也比較持久。一張小小的貼紙就可以改變孩子的一生，實在很神奇。三十年前常採用的打罵教育、罰洗被單等方式，應該要放棄了！

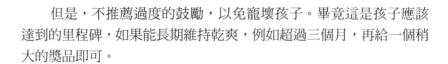

但是，不推薦過度的鼓勵，以免寵壞孩子。畢竟這是孩子應該達到的里程碑，如果能長期維持乾爽，例如超過三個月，再給一個稍大的獎品即可。

3. 關於睡前喝水

許多媽媽常跟我說他的寶寶睡前要喝一瓶或一杯牛奶才能入睡，我說「如果不改變這個習慣，那神仙也沒辦法讓你的孩子乾爽一夜！」

睡前喝的水要經過兩三個小時才會代謝到膀胱，所以睡前限水是治療尿床的第一步。高蛋白的食物，例如牛奶，新陳代謝後，需要較多的水分幫忙排泄出去，就會在半夜產生較多的尿液，導致尿床。高鹽分的食物亦然，鈉離子在腎臟會帶出較多的水分，產生多的尿液。臺灣人愛吃火鍋，特別是晚上，所以有尿床的兒童或夜尿症的老人，應該避免在晚上吃火鍋。

其他會利尿的食物包括咖啡、茶、汽水或可樂等碳酸飲料，還有一些水果也有利尿作用，例如西瓜、香瓜、火龍果等，最好不要在晚上吃。

4. 關於小便日記

真實紀錄平常的生活情況，才能反映個體的生理狀況。有些人誤以為這是考試，因此多喝水或少喝水，甚至故意憋尿，這些都會干擾醫師的判斷。

好的小便日記可以修正人們印象或記憶盲點（recall bias），例如心妍的媽媽說她一天通常尿尿少於四次，但小便日記結果記錄為第一天六次，第二天為五次。一天尿五、六次是在正常範圍，如果少於

四次，亦即每天只尿三次以下，那可能是懶惰性膀胱，需要擔心泌尿道感染與白天尿失禁，要勸病人多喝水，每兩、三個小時要定時去尿尿。

如果一天尿尿在八次或八次以上，那有可能是膀胱過動症，要採用不同的治療。小便日記還可以反映膀胱容量的大小，這對後續治療的選擇是很重要的指標。膀胱容量正常者，也就是大於 2/3 膀胱預期容量者，首選的藥物治療為抗利尿激素；小於上述容量者，應該使用抗乙烯膽鹼之類的藥物來加大膀胱容量。

預期膀胱容量的算法是 （歲數＋ 1）＊ 30cc。例如 7 歲兒童的預期膀胱容量膀胱為：(7 + 1)＊ 30 = 240cc。

5. 關於尿流速圖與膀胱餘尿

以上兩者都是非侵襲性檢查，不傷害孩子，可以安心做檢查。尿流速圖是紀錄人在尿尿時每一秒鐘尿幾 cc，然後以曲線的方式來呈現尿尿過程中小便速度的變化（圖 02-22）。正常的圖形為鐘形，最大尿流速在 7 歲以上的孩童為每秒鐘 15.0cc。

膀胱餘尿通常使用超音波來測量，不會痛也沒有輻射線。根據我們的研究，餘尿正常值為 10cc 以下或 6% 膀胱容量。如果連續兩次都高於這個數字，就要擔心是否有膀胱功能障礙的問題，需要進一步做檢查。

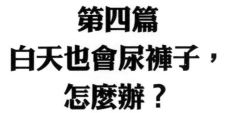

第四篇
白天也會尿褲子，
怎麼辦？

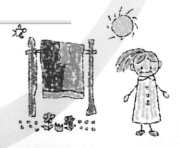

第一章
我家的寶貝是哪一種尿失禁？

多數兒童在三歲半以後就可以達到尿禁制的情形，只在適宜的時間與場所才解尿。如果白天尿在褲子上，或在不適宜的時間非去尿尿不可，那是一個不適宜且很丟臉的事情，學術上稱之為尿失禁（urinary incontinence）。這個尿失禁的現象讓人聯想到嬰兒或低等動物，不能控制好什麼時候該小便。所以尿失禁給人一種失控、失能的感覺，對自我的形象傷害非常大。白天尿失禁的發生率在小學兒童約為 1.5-2%，成人也差不多如此。沒有適當地治療，尿失禁其實很容易延續到青少年，乃至於成人期，這和尿床多數會自己好起來不同，一定要仔細辨認清楚。

有尿失禁的兒童會被同儕排斥或霸凌，進一步造成身心的傷害，應該要積極地治療，才能重回人生正常軌道。尿失禁有時候是膀胱乃至於神經系統有重要疾病的表現，也可能跟泌尿道感染、腎功能損壞有關，所以日間尿失禁要認真治療，免得造成長期、無法挽救的傷害。

前面已經介紹過尿床的分類，這裡再仔細介紹日間尿失禁的分類。

一、持續性尿失禁

如果不管何時何地內褲都是濕濕的，那是屬於「**持續性尿失禁**」，表示輸尿管的開口在膀胱外面，例如陰道，才會像關不住的水龍頭般，一直有小便滴出來；或者是尿括約肌鎖不住小便。持續性尿

失禁常見的原因有異位輸尿管、膀胱陰道間廔管、尿道括約肌閉鎖不全等，這些疾病需要專業的兒童泌尿科醫師才能做正確的診斷與提供適切的治療。

二、非持續性的日間尿失禁

依照伴隨的情境或症狀，可以再作如下的區分。

1. 急迫性尿失禁 Urgent incontinence

是指有尿急感，還沒到廁所前就尿出來。

2. 應力性尿失禁 Stress incontinence

是在咳嗽、打噴嚏時腹壓上升，造成尿不自主地流出來，這在女童偶而會遇到，成人女性則經常會出現。可能是骨盆底的肌肉與筋膜鬆弛，因此無法讓膀胱與尿道得到好的支撐有關。

3. 解尿後失禁 Post-void urine leakage

解完尿以後，將褲子穿拉起來時會有幾滴小便滴出來，這在小女生還頗為常見。可能是尿尿時雙膝併攏，導致會陰部會羈留一些小便有關，理學檢查會發現這些女生的會陰部有濕疹的現象。改善小便的姿勢，很多人不藥而癒，且會陰部濕疹也好起來了。**解尿後失禁**在男性更為常見，可能和穿太緊的長褲有關。

4. 滿溢性尿失禁

是指因為攝護腺肥大或尿道括約肌放鬆不良，因而造成尿滯留，膀胱過度脹滿以後，小便不自主地滴到尿道外面的情形。這在脊柱裂

兒童伴隨神經病變性膀胱時會出現，這種嚴重的狀況沒有適當的治療，腎臟功能很容易受損，要特別小心。

5. 混合型尿失禁

有時候尿失禁會同時出現兩種或兩種以上的狀況，稱之為混合型尿失禁。

小叮嚀：

依照解尿與漏尿兩者間的時間差，可以區分為 1. 還沒到廁所以前就漏尿的急迫性尿失禁，與 2. 解尿完穿褲子後才滴幾滴尿的解尿後失禁，以及 3. 與解尿時間無關的持續性尿失禁等三類。

因腹部用力而出現漏尿的情形，稱之為應力性尿失禁。

三、膀胱的其他症狀

前面提到兒童除了尿床與尿失禁之外，其實還有其他的膀胱症狀。泌尿科醫師將膀胱、尿道與骨盆等相關器官視為一個整體，這個整體中的部分或全部器官失調，稱之為**下泌尿道功能失調**（lower urinary tract dysfunction, LUTD），其相關的症狀統稱之為**下泌尿道症狀**（lower urinary tract symptoms, LUTS）。此兩名詞在古歌（google）搜尋時，可以幫助讀者找到相關的訊息。下泌尿道症狀LUTS 的相關分類可以參見下圖。以下簡單介紹個名詞的定義。

1. 頻尿 Frequency

小學生以後尿尿的頻率與成人差不多了，一般多為一天 4-6 次，如果一天超過（含）8 次，可以視為有頻尿的現象。個人認為一天尿

尿超過（含）10次，代表需要求醫，查看有無膀胱器質性的問題了。經常有家長抱怨孩子在某特定時間裡，一個小時要尿2-3次，但是全日的小便紀錄卻沒有超過8次。這是偶然頻尿，很常見的生理反應，不必做進一步的檢查與治療。

2. 急尿 Urgency

這是一個相當難定義的感覺，正常人於膀胱脹滿時會有想去上廁所的促尿感 Urge，這是正常的。如果這種感覺無法壓抑，或者會造成疼痛與不安，可以稱之為急尿 Urgency。如果急尿伴隨尿失禁，稱之為急迫性尿失禁，務必去求診。

3. 膀胱過動症 overactive bladder

只要有急尿 urgency 的現象，就可以稱之為膀胱過動症，可以有或無伴隨頻尿與急尿。多數醫師相信膀胱過動症會伴隨膀胱容量變小，因此常給予抗乙烯膽鹼之類的藥物來增大膀胱。我們的臨床經驗顯示不少成人與兒童卻是伴隨喝水太多與膀胱過脹，只要限水與定時尿尿就有機會痊癒。因此正確紀錄小便日記是很重要的！

4. 夜尿 Nocturia

多數兒童睡著後不會起來上廁所，所以任何一次半夜起來上廁所都可以稱之為夜尿。如果有解尿的動作，但是人沒有醒過來走到廁所，那就是前面介紹的尿床。

5. 尿柱細弱 Weak stream

比較少兒童會陳述尿柱細弱，也許是因為他們多數為尿道先天性狹窄等疾病所造成，從出生時就小便速度慢，而無法察覺。比較大

的男童有機會與其他朋友一起在公共廁所尿尿，就有可能發現自己尿尿的速度比較慢，或者尿尿的聲音比較弱。膀胱容量小時，收縮力會變弱，自然的尿柱會變小，所以此症狀應該與小便量少仔細作分辨！

6. 斷斷續續 Intermittency

尿尿無法一次尿完，會分幾段才會尿完。這在有逼尿肌無力、神經病變性膀胱的人容易出現，經常會伴隨腹部用力的情形。

7. 腹部用力尿 Straining

這是指尿尿時需要額外用小腹的力量協助排尿，憋氣用力尿是這些人經常有的描述。這在成人的攝護腺肥大很常見，兒童有尿道括約肌放鬆不良、逼尿肌無力、神經病變性膀胱的也會有此現象。

8. 殘尿感 Empting incompletely

尿尿完以後常覺得還有小便沒尿乾淨，不到五分鐘又再去廁所還是可以在一些出來，是有此症狀的人經常做的陳述。個人臨床經驗發現，膀胱超音波檢查這些人，多數都尿得很乾淨。但是再怎麼乾淨，膀胱裡面絕對不會是零毫升，所以幾分鐘後再去尿尿，每一個人或多或少都可以尿一些出來的。以小便日記來觀察這些人，其實他們跟喝水過多或膀胱過動的關係比較強，而跟攝護腺肥大等膀胱出口阻塞以及逼尿肌無力等的疾病較無關。

表 04-1：根據貯尿、排尿、與解尿後等三個階段，將各種下泌尿道症狀（LUTS）做分類。	
貯尿期症狀	頻尿
	急尿
	夜尿
	尿失禁
排尿期症狀	尿柱細弱緩慢
	尿柱中斷不連續
	用力尿
	解尿後期會滴滴答答
解尿後症狀	殘尿感
	解尿後穿褲子以後才漏尿

第二章
為什麼會尿失禁？

日間尿失禁通常伴隨重要的病理變化，需要及時找出原因，才能根本治療。雖然尿床與尿失禁的原因大同小異，但是各個原因所占的比率不同。尿床的三大原因中最常見的是夜間多尿症，而日間尿失禁最常見的原因則是膀胱過動症，使得膀胱容量變小。以下針對尿失禁的原因再做仔細的說明。

1. 泌尿道感染

日間尿失禁第一個要排除的是泌尿道感染，如果有感染的可能，則要先治療泌尿道感染之後再開始查其他原因。泌尿道感染在單一症狀尿床較少見，但是在頑固性尿床或日間尿失禁則很常見。如果在嬰幼兒期曾經得過泌尿道感染者，小學生時期容易再得泌尿道感染與尿失禁。續發性尿床、新發生的尿失禁，都應該要優先考慮是否與泌尿道感染有關！！！

2. 先天性泌尿系畸形

持續性尿失禁者最常見的原因是輸尿管異位開口，也就是說腎臟製造出來的小便，應該經由輸尿管傳送到膀胱貯存，卻傳送到陰道或會陰部去，因而小便會持續漏到外面。伴隨這種輸尿管異位性開口的腎臟，通常會萎縮，製造的尿液量不多，所以造成診斷上的困難。臨床上可以觀察尿尿完以後是否持續有尿騷味在褲子上，永遠沒有乾爽的時候，就要懷疑這類疾病的可能性。使用腎皮質核子醫學影像造影 DMSA 也可以協助找到伴隨的萎縮的小腎臟。正確診斷後，以微創

手術摘除功能不良的萎縮腎臟，或者將輸尿管的開口一回到膀胱裡，就可以根治這一類的尿失禁。

如果是頑固性尿床或難治的日間尿失禁，那就要考慮到先天性膀胱出口阻塞的可能性，詳情請參見第三篇第七章「哇！尿床也需要手術治療嗎？」。

3. 神經病變性膀胱 Neuropathic bladder

多數醫師稱之為神經性膀胱 neurogenic bladder，但是某一群專家認為所有的膀胱都有複雜的神經支配，不宜稱之為神經性膀胱。我跟隨這一群專家的意見使用「神經性病變膀胱」這個名詞。兒童神經病變性膀胱，最常見的原因是與脊柱裂相關的腦脊髓膜膨出症、尾髓脂肪瘤、水腦症等。頑固的尿失禁，難以根治的泌尿道感染或者反覆的高燒性泌尿道感染，都要想到神經病變性膀胱的可能性。如果前述狀況又伴隨嚴重便秘，神經病變性膀胱的可能性大為增加，務必轉診到有經驗的兒童泌尿科或腎臟科醫師做診斷與治療，特別是隱性脊柱裂伴隨神經病變性膀胱，沒有相當的經驗的醫師，不容易做出正確的診斷。

4. 大腦神經發育異常

大腦這個複雜的器官，若有任何發育上的異常，就容易出現尿失禁，最常見的是膀胱容量變小的膀胱過動症，但是膀胱逼尿肌與尿道括約肌的不協調，也經常出現。兒童大腦神經發育異常的疾病常見的有注意力不足過動症、妥瑞症、癲癇、智力不足、唐氏症、威廉氏症、染色體異常等等。若有蛛絲馬跡懷疑到大腦可能有相關疾病時，就要請兒童神經科或精神科醫師來協助做診斷與治療。

5. 膀胱腸道症候群

沒有前述幾項重要的器官發育上或神經發展上的異常者，最常見的就是膀胱腸道症候群。膀胱腸道症候群容易導致泌尿道感染，因而增加尿失禁的可能性。在上一篇裡面所提到膀胱腸道症候群的診斷與治療原則，一定要遵循，才能有效改善尿失禁，這裡不再贅述。

6. 呼吸中止症

這是較少被注意的原因，當膀胱與腸道都已經處理到最佳狀況時，尿失禁的情況還是沒有改善，應該考慮的這個可能性。

7. 尿崩症與糖尿病

如果即使限制了飲水，整天的小便量一直都是很多，就要懷疑是否有尿崩症。我們曾經遇到 10 歲兒童每天一萬一千 cc 小便的情形，永遠來不及去尿，因而出現尿失禁。兒童糖尿病會有多吃多喝多尿，乃至於尿失禁的情形。

8. 遺傳性疾病

遺傳性疾病可能影響神經肌肉系統者都可能會造成尿失禁，就診前跟醫師說明，有助於後續檢查與治療。

9. 身心症

在尿床時提到身心症通常是果，不是因，這在尿失禁也是如此。

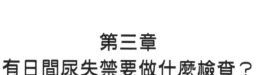

第三章
有日間尿失禁要做什麼檢查？

2017 年臺北慈濟醫院泌尿科的張尚仁醫師與我，加上國外許多專家共同出版了《兒童日間尿失禁的治療指引》（Neurourol Urodyn. 2017 Jan；36：43-50，），我們就順著這個指引的脈絡來說明應做什麼檢查，才能分辨出上一章提到的許多原因。多數專家認為五足歲以上，且三個月內至少一次日間尿失禁，就應該接受以下的檢查。在臺灣如廁訓練的年紀有時候會比較早一點，例如一歲半等，所以有些家長會認為小孩三歲半了怎麼還無法控制小便，就有可能會帶來看診，我們會建議先做非侵入性檢查，再看有無治療的必要。

一、非侵入性檢查

基本上日間尿失禁的檢查也是從非侵入性檢查開始（參見第二篇第七章），跟尿床要做的檢查差不多，通常就可以得到正確的診斷，然後開始治療。看診的第一步是分別有無持續性漏尿，若有就要立即看泌尿科醫師。看診的第二件事是問有無尿床，若有請參考前一篇尿床的診斷。如果於前述非侵入性檢查中懷疑有泌尿道感染、腸道功能異常、神經／精神疾病、內分泌疾病、遺傳疾病等，就轉診給專家做進一步檢查與治療。無上述明顯的原因時，可以先予以行為調整、藥物等保守的方式治療。

二、侵入性檢查：錄影尿動力學檢查 Videourodynamics (VUDS)

經一到三個月保守治療，仍然無法改善尿失禁時，應考慮採用

侵襲性的檢查或特殊的影像檢查等，努力尋找第二篇第四章所提到少見原因，然後給予最適當的治療。其中以錄影尿動力學檢查最為重要，且可以提最多的臨床訊息，以下就此檢查做進一步的說明。

1. 錄影尿動力學 (VUDS) 的適應症

(1) 頑固性尿床／尿失禁：原發性尿床、續發性尿床、非單一症狀尿床者、日間尿失禁等經 1-3 個月藥物治療無效者，都可能需要作進一步的尿動力學檢查。當尿流速圖出現異常圖形，我們會建議提早作 VUDS 檢查。阻塞性尿流速圖形者，100%可以在 VUDS 出現膀胱出口阻塞。小便日記顯示低膀胱容量者有 50% 為膀胱出口阻塞，63% 會出現逼尿肌不穩定（Detrusor stability）現象。

(2) 泌尿道感染併尿迴流：以往都是做排尿膀胱攝影（VCUG），但是 VCUG 只能看到某幾個時間點的圖，也不知道膀胱壓為何，不如錄影尿動力學可以連續觀察解尿的過程，對有無尿迴流可以做更準確地觀察。此外同步測量膀胱壓，可以提供比較多治療相關的訊息，特別是神經病變性膀胱的診治。所以，做一次侵入性的導尿管置放，錄影尿動力學檢查明顯優於 VCUG。

(3) 明顯的下泌尿道症狀（LUTS）（參見表 04-1），藥物治療無效者。理由同頑固性尿床／尿失禁。

(4) 明顯的脊髓病變：腦脊髓膜膨出症者、尾椎裂（Spine bifida）…等。出生後、手術前、手術後三個月都應該做一次 VUDS，以提供正確的下泌尿道機能的訊息，提供適當的預防措施，以保護腎功能。現代醫學的進步，使得這類孩童多

可以成長到青年期，但是長大的孩童通常會面臨腎衰竭的問題。採用清潔間歇性導尿等好的保護措施，證實可以保護腎功能到更長久的時間。

2. 錄影尿動力學 (VUDS) 檢查方法：

(1) 溫馨的環境（圖 04-1）：孩童對陌生的環境容易產生排斥與哭鬧的反應，這會影響檢查的進行與結果的判讀。我們會適當調高室溫，準備奶嘴及填充玩具。這些小東西有時會發揮奇效！

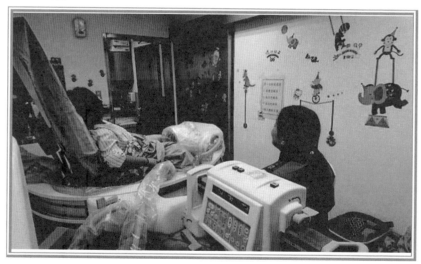

圖 04-1：溫馨的尿動力學檢查室，家長可以穿鉛衣在裡面陪伴兒童。女童以坐姿、男童以站姿解尿，盡量接近本來的排尿方式。

(2) 各種導管置放與壓力儀連接的情形，參見圖 04-2。

(3) 檢查前的準備：無便秘者，最好是在檢查前安排上大號的時間。有便秘的孩子在檢查前一天要通便，以增加腹部壓力測量的準確性。

(4) 預期膀胱容量（EBC）與灌流速度：灌流速度不可太快，應為預期膀胱容量的1/10。 預期膀胱容量的算法公式為：2-12歲：（足歲數＋1）＊ 30ml；0-24個月：（足月數＋10）＊ 2.7ml。

(5) 灌注的溫度：最好能用保溫器，使灌流液的溫度在 37.5℃ 上下，若是習慣以室溫作檢查的地方，每次做檢查的溫度相同，也是可以做相互的比較。

(6) 通常要做兩次檢查，以增加報告的正確性。

(7) 恥骨上或經尿道導管：早期我們偏好恥骨上導管，此法不會刺激膀胱頸、括約肌等，對膀胱出口有無阻塞的觀察較為正確。但是需前一天麻醉下放導管是不便之處。經尿道導管雖然不必前一天放置，但對兒童本來就小的尿道，會造成一些干擾，判讀時必須小心。檢查的結果可以參看圖 04-3。

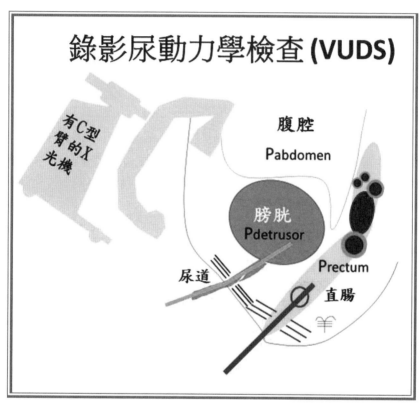

圖 04-2：錄影尿動力學檢查示意圖。

以一根小管子經尿道測量膀胱壓，再以以另一根帶有小水球的管子經肛門測量直腸壓 Prectum。腹壓 Pabdomen 常以直腸壓來代替。膀胱壓減去腹壓得到的數字就是逼尿肌壓（Pdetrusor），也就是我們關心的真正的「膀胱內壓」。同步用 X 光機觀察，貯尿與排尿時的膀胱與尿道的影像變化，就是錄影尿動力學。未同步使用 X 光機者為傳統尿動力學檢查。

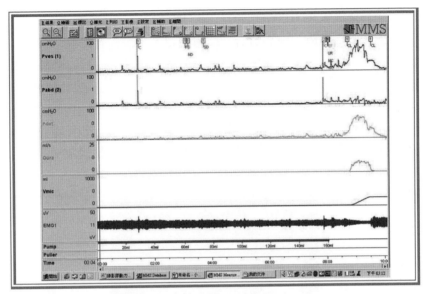

圖 04-3：正常的貯尿與排尿的尿動力學結果。

由上而下的第三條曲線（Pdet）代表膀胱逼尿肌的壓力，貯存尿液
時都沒有變化，排尿時壓力上升，尿道括約肌的肌電圖出現放鬆
的現象（第六條曲線），然後尿排出來（第四條曲線）。此圖加上
同步的膀胱的影像就是錄影尿動力學檢查。

三、檢查後的疾病分類與治療

經由 VUDS 檢查，可以將下泌尿功能障礙分成兩大類：解剖性與
功能性。功能性的再分為神經病變性膀胱與非神經病變性膀胱，不同
的診斷，治療的方式很不一樣，非神經病變性膀胱可以再分成數個不
同的類型，以下作簡單的說明。

1. 異功能性排尿 Dysfunctional voiding

　　這是指神經學正常的兒童，排尿時尿道外括約肌放鬆不良或不協調（如附圖 04-4），導致無法有效的排空膀胱，使得殘餘的尿量增加而造成泌尿道感染、尿迴流及膀胱變小。這是兒童排尿障礙最常見的狀況之一，確診之後可以進一步安排骨盆底肌肉的復健運動，來改善排尿時尿道外括約肌放鬆不良或不協調之現象。若伴隨膀胱過動症也應該給予適當的治療。我們的經驗發現異功能性排尿常伴隨著膀胱過脹的現象，限水與定時尿尿，可以快速恢復正常。

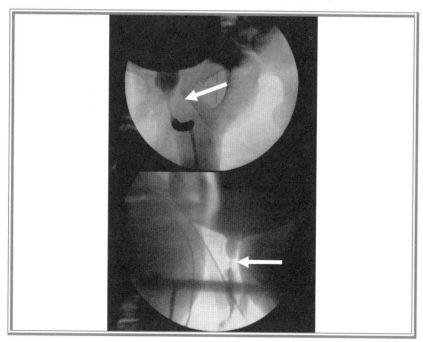

圖 04-4：異功能性排尿的典型圖像。尿道括約肌段的尿道出現狹窄（箭頭），而靠近膀胱那一段的近端尿道擴大。

2. 逼尿肌過動症

膀胱在貯存小便的早期會出現不自主的收縮，或者膀胱容量小於預期膀胱容量的 2/3，且伴隨著無法抑制的逼尿肌收縮。可以採用抗乙烯膽鹼、電刺激神經調節術、或肉毒桿菌素來做治療。

3. 尿道陰道迴流

解尿時一部分小便流到陰道去，再站起來以後再滴出來。改變小便的姿勢常有很好的成績，若伴隨異功能性排尿，要接受特殊的復健治療。

4. 咯咯笑尿失禁

咯咯地笑時小便會不自主地流出來，這是因為這些人大腦某一小部位的笑的神經與尿控制的神經，連結有異常所致，某些口服藥物有些效果。

5. 小便延後或懶惰性膀胱

有些孩子膀胱各項檢查都是正常，但是特別喜歡憋尿，一天只尿 1-3 次。定時尿尿，加上家長提醒，是目前已知的方法。如果伴隨便秘，應該要優先處理便秘。

6. 逼尿肌無力症

膀胱失去收縮的能力時稱之。這是很難治療的對象，幫助膀胱收縮的乙烯膽鹼可以用用看，常需要導尿才能解決問題。

7. 神經病變性膀胱

可以再分成很多類，詳情請參見下一篇。

8. 結構異常

　　最常見的是後尿道瓣膜，偶而也可以見到前尿道瓣膜（圖 04-5），應使用膀胱鏡作確診，然後以雷射刀將瓣膜破壞，有很神奇的治療效果。

9. 膀胱頸功能異常或狹窄

　　這是一個介於功能性與解剖性障礙的疾病。排尿時膀胱頸沒有擴張，反而收縮起來，因此尿流速度減慢，餘尿增加。治療上可以使用腎上腺甲型阻斷劑，可以有很好的效果。手術切開膀胱頸，快速又有效，但是要特別預防逆行性射精，不可以將膀胱頸切太開。

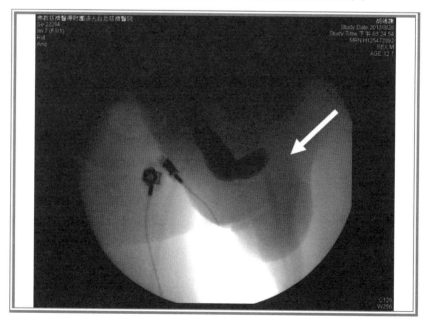

圖 04-5：先天性前尿道瓣擋住尿流（箭頭），使得近端尿道擴大。

四、其他檢查

有時候做完尿動力學檢查還有一些疑問不清楚，或者需要更多的訊息來協助作診斷，就會安排以下的檢查。

1. 膀胱鏡

因為需要全身麻醉的配合，很少單獨以膀胱鏡來做兒童尿失禁的檢查。但是經由前述檢查之後，有考慮做手術或特殊治療時，會以膀胱鏡來確認膀胱內的構造、輸尿管的開口位置、以及是否有尿道瓣膜等。

2. 核磁共振影像檢查MRI或電腦斷層掃描（CT）

當懷疑有脊柱裂相關的尾髓病變或先天性泌尿系畸形時會安排此類檢查。有時候需要全身麻醉才可以得到比較好的影像品質。

3. 睡眠檢查

當懷疑有呼吸中止症時，會安排此項檢查。通常要在醫院過夜。

第四章
日間尿失禁的治療準則與運用

　　診斷確定之後，就可以依據不同的疾病給予對應的治療。依據由本人與國際 11 個專家所共同撰寫的「世界兒童尿失禁協會的膀胱腸道與泌尿道感染的治療準則」（圖 04-6），以及前述「兒童日間尿失禁治療指引」（圖 04-7）等，建議日間尿失禁的治療順序如下：**1. 治療泌尿道感染； 2. 排除先天性泌尿生殖道畸形。若有先天性泌尿生殖道畸形，轉診給專家治療； 3. 排除神經病變性膀胱。若有神經病變性膀胱，轉診給專家治療； 4. 治療便秘； 5. 治療日間尿失禁； 6. 治療夜間尿失禁。**（圖 04-8）這個順序很重要，一定要按部就班來做，否則會事倍功半！！以下舉一些個案的實例，讓大家了解這些準則要如何運用。

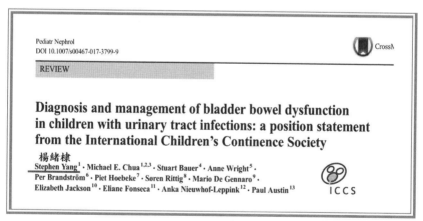

Pediatr Nephrol
DOI 10.1007/s00467-017-3799-9

CrossM

REVIEW

Diagnosis and management of bladder bowel dysfunction in children with urinary tract infections: a position statement from the International Children's Continence Society

楊緒棣
Stephen Yang[1] · Michael E. Chua[1,2,3] · Stuart Bauer[4] · Anne Wright[5] · Per Brandström[6] · Piet Hoebeke[7] · Søren Rittig[8] · Mario De Gennaro[9] · Elizabeth Jackson[10] · Eliane Fonseca[11] · Anka Nieuwhof-Leppink[12] · Paul Austin[13]

ICCS

圖 04-6：楊緒棣醫師與國際 11 位專家共同撰寫的膀胱腸道與泌尿道感染治療的治療準則，發表於 2017 年。

Treatment of Daytime Urinary Incontinence:
A Standardization Document From the International
Children's Continence Society

張尚仁
Shang-Jen Chang,[1,2] Erik Van Laecke,[3] Stuart B. Bauer,[4] Alexander von Gontard,[5] Darius Bagli,[6] Wendy F. Bower,[7] Catherine Renson,[3] Akihiro Kawauchi,[8] and Stephen Shei-Dei Yang[1,2]
楊緒棣

Neurourol Urodyn. 2017 Jan;36(1):43-50. doi:
10.1002/nau.22911. Epub 2015 Oct 16.

圖 04-7：由臺北慈濟醫院張尚仁醫師為第一作者，楊緒棣醫師為責任作者所發表的國際兒童尿失禁治療指引。

順序	主要內容
1	診斷與治療泌尿道感染
2	排除先天性泌尿道感染
3	排除神經病變性膀胱
4	先治療便秘
5	再治療日間尿失禁
6	最後治療夜間尿床

圖 04-8：兒童日間尿失禁／泌尿道感染的治療六步驟。

◎個案一：膀胱腸道功能異常的典型個案

雲婷今年七歲跟著媽媽走進我的診間，坐在椅子上一會兒眼神就飄走了。媽媽說雲婷白天會漏尿在褲子上已經有兩年了，通常是一些些，不會很濕。可是有時候又會很嚴重，一天要換 5-6 次褲子。晚上不會尿床，每天有大便。他還有嚴重的注意力不足過動症，有在服用利他能。曾經於北市某著名醫學中心就診，效果不好，因而轉來我這邊看診。依照一般醫療原則，先驗尿、做身體理學檢查、記大小便日記，7-14 天後回診。回診時發現身體無特殊異常，驗尿結果正常，無尿床，但是 8 天中只有大號 2 次！！ 大便形狀為混雜著顆粒狀羊大便及其他形狀。小便日記顯示一天尿 7 ～ 9 次，日／夜間最大小便量為 140/290cc。

臨床分析：這是一個膀胱腸道功能異常的典型個案，大便日記＋大便形狀是診斷便秘最重要的工具，以下做進一步的說明。

1. 大便日記

初診時媽媽雖然說每天都有大便，大便日記卻呈現 8 天內只有 2 天有大便，因為人的記憶不可靠，所以需要大便日記來做輔助。一星期平均大便次數少於 2 次，就可以視為有功能性便秘，可以給軟便劑的治療。

2. 大便形狀

大便不一定是單一形狀，特別是有便秘者。因為大便停留在直腸的時間不同，水分被吸收的程度不同，便秘者經常是剛出肛門那一段是硬的顆粒狀，接著是有深刻紋的粗大便、細刻紋的略粗大便，然後是正常軟硬度香蕉形狀的大便。還有一些人會有一些水便，在放

屁時或不注意時流出來，而出現大便失禁的情形。正確記錄大便的形狀，有助於診斷便秘與大便失禁。

3. 便秘治療的四部曲

(1) 學習腸道的生理學與破除便秘的迷思：食物自口進入到糞便自肛門排出的時間因人而異，一般人約需 48-72 小時。在升結腸時，食物的養分被小腸吸收玩了，開始稱之為糞便，這個時候是水狀。經過橫結腸、降結腸、S結腸，水分逐漸被吸收，糞便的逐漸出現形狀與硬度。當大便到達直腸時就會引起便意，開始尋找適當的時間與地點排空糞便。自升結腸到肛門這段時間約需要 24 小時。大便停留在直腸時，水分會被繼續吸收，因而越來越硬。簡單了解大便的形成過程，知道大便在直腸停留的時間與大便的軟硬度的相關性，就能了解每日大便、適量飲水、多吃青菜的重要性。定時去大號，特別是起床後、進食後，腸道有反射性蠕動增加時最好。

(2) 去阻塞：如果大便太硬大不出來，可以使用通便的藥物從肛門置入，以暢通大腸，常使用的有 Dulcolax 塞劑、甘油等。

(3) 軟化大便與促進排便：如果大得出來，只是很硬而已，可以使用軟便劑與腸道刺激劑來促進排便，常用的有 MgO、Lactulose、Sennoside 等，國外推薦的 PEG，臺灣不常使用。

(4) 維持良好排便習慣：大便通順之後，要注意飲食與生活習慣，以維持每日排便，若再出現便秘時，可以迅速返診重新治療。

4. 治療後的情形

初步診斷為膀胱腸道功能異常引起的白天尿失禁，給予一天三

次每次兩顆 MgO 250mg，大便改善到每兩天一次，多為香蕉形狀或稍微硬的情形，白天尿失禁在 14 天中只出現 1 次。逐漸調低藥物劑量，鼓勵多吃青菜。小便日記中發現雲婷有夜間膀胱過脹的現象，要求他睡前少喝水或不喝水，避免過脹的情形，以增進膀胱的健康。一個月後，不用藥物，雲婷已經可以乾爽上學，不怕尿濕褲子了！！

心得：便秘的診斷真的不可以依靠記憶，確實記錄每天是否有大便，形狀如何，才能提供正確的訊息，才能做出診斷。診斷正確了，治療就不會太困難！

◎個案二：被泌尿道感染、便秘、尿失禁糾纏不放的曉萱

　　就讀一年級的曉萱跟著媽媽進來看診。滿臉無奈地媽媽心酸地訴說曉萱從三歲開始就一直在看醫師，直到現在。先是去某 A 大醫院看血尿，做過核磁共振是正常，也在另一 B 大醫院治療過。今年六月發高燒住院到 C 醫院，膀胱排尿攝影（VCUG）做過兩次，都沒有尿液逆流。在嬰兒期就有便秘，大便經常是粗大，不容易解出來。現在也還是如此，因此醫師採用「膀胱腸道功能異常」的方法來做來治療，定期服用腸道刺激劑，協助通便。餘尿是正常，因此服用膀胱過動症的藥已經有一段時間了。每週平均尿床三次，只有褲子一點點濕而已。覺得學校廁所很髒，非常不喜歡去尿尿或大大。媽媽特別買了三層式馬桶蓋，架在一般家用馬桶上，讓他可以輕鬆尿尿！雖然現在已經吃到第三線的抗生素，也有多喝水一天達 1600cc 了，怎麼泌尿道感染就是不會好？

　　第一次看診時的尿液檢查發現尿中的白血球多到不可勝數，但是卻沒有發現細菌與細菌的產物（Nitrite），先依照一般的準則先做細菌培養，只給輕微的軟便劑（MgO），再教他正確的尿尿姿勢。尿流

速圖檢查是鋸齒狀，而非鐘形。小便量達到 256cc，餘尿兩次分別為 92cc 與 68cc，確認為膀胱過脹引起的排尿障礙。因此除了軟便藥、正確尿尿之外，再增加適量喝水，定期尿尿。

一星期後回診，媽媽的紀錄顯示曉萱每天尿尿 7 次與 9 次，最大小便量 320cc。雖然每天晚上 8 點以後限水，但是 8 天中有 6 天尿溼褲子。確認曉萱有遵循我教的小便姿勢，大便的形狀從羊大便轉為粗大的糞便，再逐漸轉為香蕉型。尿液檢查報告完全沒有白血球了！不使用泌尿道感染與血尿都搞定了！！

再來是治療尿床，使用迷你寧治療一段時間，尿床也根治了。停藥以後，追蹤超過半年都沒有復發的情形。

心得： 從上述的實例中，我們學到泌尿道感染與便秘關聯甚深，從三歲就開始糾纏在一起，直到七歲還分不開。白天尿失禁與夜間尿失禁（尿床）更是伴隨著孩子一起長大。像這類頑固而困難治療的病例，首先要打破惡性循環。使用抗生素並無法解開這循環，治療便秘才是打破此循環的關鍵。便秘的治療可以參見上一篇的便秘專章。便秘處理好以後，還要改變飲食與生活習慣，避免復發。

第二個關鍵是小便的姿勢，雙足輕鬆著地，雙膝打開與肩同寬，腰桿打直微向前傾等都是關鍵，務必要做到。這遠比買一個兒童專用的小馬桶蓋有效，實際觀察使用兒童專用小馬桶蓋者，發現他們膝蓋還是會併攏在一起，排出的小便還是可能在會陰部聚積，進而刺激會陰部，

◎個案三：哇！不必吃藥的神奇尿床根治法

2016 年 12 月 7 日，八歲的小花從三歲開始就斷斷續續會發高燒，

住院到 A 醫院、B 醫院、C 醫院，每一次的診斷都是泌尿道感染，醫師給予強效抗生素後發燒會退，然後出院。為了預防再次細菌感染，兒科醫師會給予預防性抗生素，出院後還是每天都要服用。即使如此聽話的每天吃藥，因為發燒跑急診，然後住院還是免不了。最近的細菌培養長出綠膿桿菌，對所有口服抗生素都無效，無奈之下才被其中一家醫院的醫師轉到本院來治療。

仔細看她帶來的三個月前剛出院的資料，除了抗生素之外，還給予便通樂來便秘，給予乙烯膽鹼來改善膀胱過動症，給予甲型腎上腺阻斷劑來改善排尿、降低餘尿。連續兩次排尿膀胱尿道攝影（VCUG）都沒有看到尿液逆流，核磁共振檢查也沒有發現。腎臟核子醫學掃描（DMSA）偵測到雙腎都有結疤，左邊比右邊嚴重，是過去發高燒留下的永久性腎臟傷害。

想得到的藥都給了，該做的檢查都做了，但是，泌尿道感染還是如影隨形，不知道什麼時候要在住院？白天尿失禁偶然會發生，尷尬得不知如何是好！ 看著焦慮與緊張的媽媽，再看微露驚恐臉色的小花。我先向小花說，叔叔會小心照顧你，進行檢查時，盡量會讓你不覺得疼痛。再向媽媽說讓我們重新來過，做完全套檢查再看如何治療。如果非侵襲性檢查可以找到問題的所在，我們就不做侵入性檢查。

先從病史詢問開始，現在有急尿感、無腹痛，一星期尿床三次，一天喝水約 1600cc。已經一星期沒吃抗生素了，小花不喜歡上學校的廁所，因為太髒了。在家裡上廁所時會使用兒童坐墊，防止屁股掉進馬桶裡。 理學檢查身高為 130 公分，體重為 25 公斤，會陰部有紅腫的現象，此外無其他特殊發現。驗尿發現白血球超標，每個顯微鏡視野下有 55-100 個白血球 （正常參考值 <5）。泌尿道感染還在進

行中。我跟媽媽說，現在吃的預防性抗生素沒有效果，可以考慮不吃了，但是一發高燒立即來醫院的急診，我們會積極照顧她。

　　一星期後返診，檢查小便日記發現一天尿 7 次與 9 次，日間與夜間小便量分別為 320cc 與 200cc，全日小便量分別為 1090cc 與 1890cc。尿液細菌培養長出雜菌，無用藥的參考價值。比較有代表性的尿流速圖是最大尿流速為每秒 32.9cc、小便量 202cc、鋸齒狀圖型，膀胱餘尿為 92cc，總膀胱容量為 294cc。

　　我跟媽媽說小花水喝太多了，太晚去尿尿，小便姿勢也錯了，才會尿不乾淨，尿不順暢。水可以少喝一些，約是現在的 2/3，目標是一天的小便量在 750 ～ 1000cc 之間即可，超過 1000cc 表示你喝太多了！把家裡的兒童坐墊拿掉，搬一個板凳來，每次尿尿時雙腳一定要平放在腳蹬上，雙膝打開跟肩膀一樣寬，背桿打直微向前傾，輕鬆尿尿，不要刻意用力去把膀胱的小便擠乾淨，上學時則使用蹲式廁所。在學校或在家裡每兩小時去上廁所，有尿最好，沒尿就離開，一小時後再來尿尿看。

　　兩周後回診，小便次數減少為 5-6 次，最大小便量還有 300cc，大便是香蕉狀了，尿床 5 個晚上。尿流速圖測試發現小便量高達 368cc，依然是鋸齒狀圖型，膀胱過脹的現象顯然還沒有改善。再次強調上次所教導的事項，要求嚴格遵守。依然不吃抗生素！

　　經過 4 個月的調治，小花不需要吃抗生素，沒有發燒，尿液檢查都正常，尿流速高達每秒 42.7cc，小便量為 238.6cc，圖型為漂亮的鐘形，餘尿只有 2.1cc。尿床略有改善，但是一直持續著，因此開始針對尿床做治療。

　　2017 年 10 月之前，都沒有再發生高燒性泌尿道感染。10 月初有連續幾天粗硬大便，尿液檢查有感染的跡象，細菌培養長出大腸桿

菌，對多數藥有抗藥性。重新治療便秘，再教導如何喝水、尿尿以及上廁所的姿勢等。兩個月後不再有感染的跡象，也不再有尿床，更沒有白天尿失禁的情形。

心得：便秘很容易復發，應該要養成多吃蔬菜的好習慣，才能根本治療泌尿道感染與尿失禁。

◎個案四：定時尿尿、適當喝水，根治泌尿道感染

2017 年 8 月 2 日，六歲小瑾遠從新竹而來，最近發高燒性泌尿道感染因而住院，之後三個月有兩次明顯膿尿但是沒有發燒。當地兒童腎臟科醫師發現她尿不乾淨，膀胱超音波顯示餘尿高達 60cc，膀胱壁也有變厚的現象，高度懷疑神經性膀胱，因此將她轉來我的門診做錄影尿動力學，以及進一步治療。媽媽說小瑾通常要脹到 300cc，才會有感覺要去尿尿。大概每天都會大便，有時候則會兩天大便一次。

謹慎的媽媽帶來了小便日記給我做參考，紀錄顯示一天尿尿 6 次或 5 次，頻率算是正常。日間最大小便量為 400cc，這兩天中尿量超過預期膀胱容量 210cc 的次數共 5 次。當日先做尿液檢查發現沒有細菌感染的跡象，尿尿後立即做膀胱超音波，餘尿只有 9.7cc，但是膀胱壁厚達 6mm，比正常值的 3mm 厚很多。由於餘尿正常，先請媽媽停掉所有藥物，兩星期後再回診。

回診的小便日記顯示每天尿了 5 次或 6 次，多數時間不知道小便量，至少有兩次尿尿超過預期膀胱容量。尿流速圖型顯示鐘型，最大尿流速為每秒 22.8cc，共尿了 258cc，餘尿為 45cc。另一次尿了 271cc，餘尿為 80cc。很明顯的膀胱過脹現象。大便日記顯示一週裡大了四次，大便通常不會太硬。勸媽媽不要讓孩子喝太多水，每兩小

時去上廁所一次，若尿不出來就算了，隔一小時再去試試看。

兩星期後回診，超音波檢查餘尿還是有 43 與 49cc。再次說明適量喝水與定時尿尿的重要。一個月後回診，小瑾已經可以記得每兩節課一定要去上一次廁所，水也不再喝那麼多，完全沒有感染的跡象，也沒有其他的膀胱症狀。

心得：適量喝水，定時小便，避免膀胱過脹，才不會尿不乾淨，造成泌尿道感染與尿失禁！

◎個案五：褲子穿起來以後會漏尿，真困擾！

2015 年 2 月，翔翔已經 12 歲身上總有一股尿騷味，令他很感到困擾，同學們似乎因此而跟他保持距離。媽媽帶他四處求診無效，因而被當地醫師轉來臺北慈濟醫院。仔細問診，無尿床、無頻尿、無急迫性尿失禁、每天大便，一切似乎都很正常，但是尿尿後穿起褲子來，過個一兩分鐘總是會滴出一些小便來，量不多，大概是將內褲弄濕一個 50 元硬幣的大小。尿液檢查沒有感染。

一週後回診，小便紀錄顯示膀胱容量達 350cc，無頻尿、無尿失禁，幾乎每天大便，但是解尿後尿失禁依然常常發生。安排做錄影尿動力學檢查，發現膀胱功能正常，尿的很乾淨，也沒有尿道括約肌失調的情形，但是解尿後可以發現一些尿液留在球狀部尿道。這一段沒有可接受控制的肌肉，所以再怎麼用力也不可能將尿排乾淨。教他尿尿時褲子要拉低一點，身體向前傾，這樣球狀部尿道就不會高於陰莖段的尿道，可以完全排乾淨。

心得：找到原因，調整尿尿的姿勢，不必吃藥，輕鬆根治了這個惱人的解尿後尿失禁！！

◎個案六：隱性脊柱裂的發現

2013 年元月某日，10 歲的綺綺跟著媽媽與爸爸來到我門診，她因為某些先天性疾病而有氣喘、癲癇、青光眼等問題。最近發高燒住院而被診斷有腎結石，並於新竹手術治療好了。但是反覆的泌尿道感染與尿失禁持續困擾著她！排尿 X 光攝影發現他有尿液逆流，因此醫師建議做抗逆流手術。

仔細問起來，綺綺每 20-40 分鐘就要去尿一次，即使限制飲水量也不能改善，因此整天穿著尿布。請她用腳跟走路，頗有困難。腎臟超音波檢查發現沒有腎水腫，也沒有殘餘的結石，上次的手術算是很成功。錄影尿動力學檢查發現膀胱容量比較小，沒有尿液逆流，尿道括約肌在排尿時不能完全放鬆，且有斷斷續續收縮的情形。綜合各項檢查結果，懷疑有尾髓牽扯症候群（tethered cord syndrome）的可能性，因此安排了尾髓的核磁共振造影檢查(MRI)，結果發現尾髓結束於腰椎第二節，正常的孩子的尾髓應該在腰椎第一節，因此尾髓牽扯症候群的可能性頗高。轉診到 A 醫院做尾髓與神經的鬆綁術，可惜神經外科的手術對膀胱功能的改善不明顯。

2016 年某日再次回診，尿失禁還是沒有改善！

心得：頑固性尿失禁、反覆性泌尿道感染、超級便秘等，都要想到隱性脊柱裂伴隨脊髓牽扯症候群，於專家的協助下可以得到正確的診斷。神經外科手術在嬰兒期的效果比較好，於大小孩的效果就有限了。

小叮嚀：

　　日間尿失禁的治療原則與腸膀胱功能障礙的治療原則相仿：先治療泌尿道感染與便秘，然後是日間尿失禁，最後才是尿床。

　　頑固的尿失禁患者要想到脊髓的先天性疾病導致神經病變性膀胱的可能性。

第五篇

神經病變性膀胱

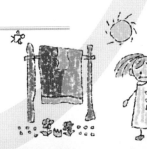

第一章
神經病變性膀胱的治療原則

　　兒童尿失禁中最難治療的就屬於**神經病變性膀胱**（neuropathic bladder）或**神經性膀胱**（neurogenic bladder）這一群了。有些人將兩個名詞當作一樣的意思，然而神經性膀胱並不是一個很好的名詞，因為所有人的膀胱都有神經在控制，正確的講，應該用神經病變性膀胱，但是神經性膀胱這個詞已經使用很久了，大家習以為常，一時之間很難讓醫師與民眾改變。

　　在第一篇第三章膀胱基本的生理學理有提到，膀胱的神經控制其實很複雜，包含了大腦、橋腦、脊髓、交感神經、周邊體神經等，任何一個地方受傷都可以稱之為神經病變性膀胱，不過本篇將聚焦於脊髓以及其相關的神經受傷。臨床上兒童最常見的是因為脊柱裂、脊髓外傷、骨盆腔惡性腫瘤手術以及不明原因等造成神經病變性膀胱，因而出現尿失禁以及各式各樣的下泌尿道症狀。如果沒有妥善照顧好膀胱，不只是出現不舒服的症狀，還容易出現發高燒的急性腎盂腎炎，乃至於尿毒症需要終身洗腎。

　　神經病變性膀胱的臨床表現並不容易查明，特別是嬰幼兒，因此有賴於錄影尿動力學檢查，仔細評估膀胱貯尿與排尿的功能，尿道括約肌的協調性，是否有尿液逆流…等等情形，以提供種種預防性的措施，以免損及腎臟功能。神經病變性膀胱早期診斷與早期治療是由小兒科與神經外科來執行，然而當外觀近乎正常之後，**另一個長期困擾神經病變性膀胱者及其家長，正是腎泌尿系統的照護**。每個神經病變性膀胱的排尿功能不盡相同，常需要個人化的治療，然而有些原則是不變的（表 05-1），簡述於下：

1. 保護腎功能

這是救命的原則，也是所有的治療的終極目標，如果腎功能有所改變，那麼治療計劃也需要調整。

2. 低壓力貯尿狀態及適時排空尿液

這是預防腎功能損壞的最基本動作之一。正常人在貯存尿液時，膀胱內壓很少上升，但是神經病變性膀胱有些人會上升。已知膀胱內壓高於 40 公分水柱時，長期會造成腎功能之損壞以及**泌尿道的發生**等。有些專家認為 20 公分水柱就會造成腎臟的傷害，建議採取更積極的治療。因此在 20-40 公分水柱壓力達到前，將尿液排出是非常重要的措施。

近年來我們非常強調**安全膀胱容量，也就是出現以下四種狀況時的最小膀胱容量：膀胱壓大於 40 公分水柱、出現尿逆流、出現攝護腺逆流、漏尿。**（表 05-2）必須在安全容量到達前將小便引流或排空，才能保護腎臟，減少高燒性的泌尿道感染。

定時排尿、雙重排尿、自我清潔導尿等是將尿液排出的方法。口服藥物抗乙烯膽鹼、B3 親腎上腺素以及將肉毒桿菌素打在膀胱逼尿肌等，是降低膀胱內壓的好方法。小腸膀胱放大術是對萎縮性高膀胱內壓者的不得已措施，會大大地降低膀胱內壓。膀胱造廔法是簡單有效的尿液引術，但是需要長期攜帶保管。最近流行的膀胱皮膚廔管法，初期的效果很好，長期而言此方法可能會蓄積一些小便在膀胱內再滲漏出來，所以還是有可能造成腎功能的損害與發燒性泌尿道感染，要特別留意。

3. 預防細菌感染

預防細菌感染在神經病變性膀胱是非常重要的事。尿液原則上不應該有細菌,但是長期使用導尿者或清潔間歇性導尿管,膿尿或菌尿並不罕見。如果短期使用抗生素可以回到正常尿液的狀態是最好,但是長期使用抗生素來維持無菌狀態則是不智之舉。長期使用導尿管者,若無高燒等全身性菌血症的現象,並不一定要使用抗生素。

4. 改善尿失禁與排尿障礙

這是生活品質層面的問題,在前述三點已照顧到時才能兼顧此項。有尿失禁者,腎功能較不會損壞。因種種治療措施提昇到可以**尿禁制**的階段時,宜注意腎功能的變化,千萬不可以顧此失彼。

表 05-1:神經病變性膀胱的治療原則與順序
1. 保護腎功能
2. 低壓力貯尿狀態及適時排空尿液
3. 預防細菌感染
4. 改善尿失禁與排尿障礙

表 05-2:安全膀胱容量,就是出現以下四種狀況時的最小膀胱容量
1. 膀胱壓大於 40 公分水柱
2. 出現尿逆流到腎臟
3. 出現尿逆流到攝護腺
4. 漏尿

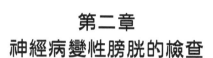

第二章
神經病變性膀胱的檢查

神經病變性膀胱常要施行很多次很多種類的腎泌尿系統檢查，以保護腎臟功能，以下說明一些常做的檢查與預期結果。

一、腎臟與膀胱超音波

腎臟超音波是用超音波來檢視腎臟、輸尿管和膀胱構造的一個非常簡單的非侵入性檢查。技術員在孩子的背部和腹部塗抹溫暖舒服的膠狀物，然後用看似聽筒的探頭在皮膚上來回移動，螢幕上便顯示腎臟或輸尿管是否有腎盂積水或輸尿管水腫，以及膀胱壁是否看起來正常，膀胱是否能完全地排空。何時須進行這項檢查，取決於您孩子的年齡和先前超音波檢查的結果，通常每 3-6 個月做一次。

二、膀胱尿道排尿攝影 (VCUG)

這種檢查要先經由尿道或造廔口置入尿道導管，然後在膀胱中注入顯影劑，再進行尿道與膀胱的 X 光攝影。X 光片會顯示膀胱壁的特寫。這個檢查也可看出是否有膀胱輸尿管逆流（尿液由膀胱流回腎臟）。如果您的孩子有尿液逆流，這個檢查可能會需要每年追蹤一次。如果沒有，則可拉長追蹤的間隔。此檢查在以前比較常做，現在多半被錄影尿動力學取代了。

三、腎臟核醫掃瞄（DMSA）

　　如果腎臟超音波追蹤發現患者腎臟沒有長大，或因為反覆腎盂腎炎而擔心有結疤變小的情形，則需進行腎臟核醫掃瞄，它也可能表現出腎臟結疤和損壞的程度，並且顯示個別的腎臟還剩下多少腎功能。

　　做腎臟核醫掃瞄（DMSA）時，要先在手臂等周邊血管打針，再注入同位素，依照病情做 30-60 分鐘的檢查。此項檢查需要病人不能隨意移動，所以嬰幼兒有時候需要給予鎮靜劑或麻醉。

　　另有一種腎臟核醫掃描（例如 DTPA）是在探討腎臟水腫是否起因於輸尿管阻塞，對於惡化的腎水腫有時需要做此項檢查。此項檢查常會伴隨施打利尿劑，所以又稱作利尿核醫腎臟掃描（diuretic renography），檢查過程與腎臟核醫掃瞄（DMSA）差不多。

　　MAG3 的一種腎臟核醫掃描可以觀察腎臟功能、形狀、有無阻塞，是現在最流行的檢查之一

四、錄影尿路動力學檢查（VUDS）

　　這是了解膀胱功能最重要的檢查，在第四篇已經有介紹，這裡強調此項檢查的重要性。所有神經病變性膀胱者在初診斷為脊柱裂時就應該要做。在美國甚至不到滿月的小嬰兒也做。做完檢查後才可以制定泌尿科的腎臟保健計劃，也可以比較神經外科手術前與手術後的差異。

　　錄影尿路動力學檢查會先將一根導管經尿道放入膀胱以監測膀胱壓，自肛門塞入可沖水的鋼管監測腹壓，在肛門外貼電極導片記錄肛門括約肌的活動力。導管裝置妥當後，會將水及顯影劑的混合液由

尿道導尿管灌入膀胱，並從螢幕上監測膀胱內的壓力，觀察膀胱的形狀，並紀錄解尿的整個過程。（圖 05-1）如果膀胱的容量太小、壓力太高，可能表示孩子目前的排尿訓練或自助導尿情況不夠好，而需要增加導尿頻率，或需要開始服用放鬆膀胱壁肌肉的藥物，以增大膀胱容量、降低膀胱內壓。如果您的孩子已經開始服藥，則可能需要增加劑量或加上其他藥物協助。導尿和服用藥物以放鬆膀胱壁，將有助於維持腎臟的功能，促進腎臟成長，防止腎臟損傷。某些藥物則可能有助於控制排尿，以減少感染。

這項檢查不僅能測量膀胱的壓力，也可以測量尿道的壓力。如果尿道壓力微弱，表示它無法防止尿液漏出，可以服用某些藥物或手術讓尿道更有力量。如果尿道壓力太高或無法放鬆，也必須給予藥物或其他方法來降低尿道壓力，促進解尿的順暢。

傳統尿動力學與錄影尿動力學檢查有何不同？ 傳統尿動力學檢查缺少膀胱相關影像的觀察，因此在膀胱壓力的監測容易出現錯誤，特別是有漏尿、尿逆流、攝護腺逆流等情形出現時，會高估了膀胱安全容量，影響後續的治療。

五、膀胱鏡檢查

這項檢查是利用內視鏡由尿道進入膀胱，如果是成人以軟式膀胱鏡做檢查，只要局部麻醉即可進行。如果是兒童，常需要全身麻醉才能進行此項檢查。

此檢查讓泌尿科醫師可直接用肉眼觀察尿道、膀胱和部分輸尿管的內部狀況。當孩子有尿液逆流的情況或是其他病況，這項檢查有助於尿道手術前尿道狀況的評估。由於神經病變性膀胱容易有慢性泌尿道感染，所以是膀胱癌的高風險群，不論是否曾經接受長膀胱擴大

術，建議於追蹤 15 年以後開始定期接受膀胱鏡檢查，以排除癌症。
每 1-2 年做一次即可。

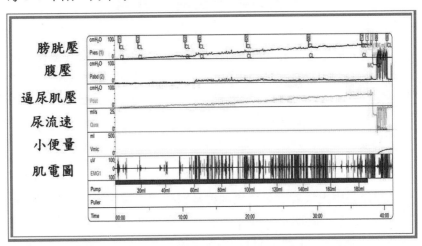

圖 05-1：尿動力學檢查的結果，可以測量到膀胱壓、腹壓、逼尿肌
壓、尿流速、尿流量與肌電圖的變化。本個案逼尿肌壓在貯尿時，
壓力逐漸上升，專業上稱之為低適應性膀胱，此狀況容易造成腎臟
的傷害。

第三章
膀胱的神經控制與異常

正常人尿尿也不過 30 秒的事，不會察覺到任何神經在運作。但是在有各式膀胱病變的人，尿不出來的苦，外人卻難以體會。本章主要是說明膀胱在貯尿與解尿時的神經控制，以及該神經控制中心出錯時，會產生何種變化與病症。

一、膀胱的神經控制

貯存與排出尿液需要**自律神經及體神經**系統之協調，共同控制膀胱逼尿肌及括約肌之功能才能完成。交感神經源自胸腰部之脊椎神經，自胸髓第 11 節 (T11) 至腰髓第二節 (L2)，神經訊息經脊柱旁神經鏈 (paravertebral chain)，經下胃神經 (hypogastric nerve) 到膀胱及尿道。副交感神經源自薦髓第二節到第四節 (S2 至 S4)，經骨盤神經叢到膀胱。來自大腦的意識控制，也經過 S2 至 S4 傳至尿道括約肌。以下依照貯存與解出尿液的過程再加以敘述。

1. 首先要能感覺到膀胱脹尿了

尿液自腎臟製造出來後，逐漸的儲存在膀胱；儲存期間，膀胱會逐漸變大，因此膀胱內的壓力不會上升，也就不會傳送訊號到大腦去。一旦累積尿量到一定程度時，膀胱的感覺神經會發出訊號到脊髓，再上傳到大腦。大腦的額葉意識到膀胱脹尿時，會**參考眼睛等**所傳出來的訊息，判定是否繼續儲存尿液，或可以排空膀胱了。

2. 大腦決定要解尿了

　　大腦的排尿中樞就將此訊息傳到橋腦的排尿中心，再分三路往下傳到脊髓，而後抵達膀胱與尿道括約肌。收到正確訊息後，膀胱的逼尿肌開始收縮（副交感神經），尿道括約肌配合放鬆（體神經及部份交感神經），尿液才開始向外流出。

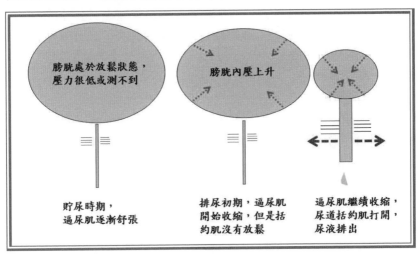

膀胱處於放鬆狀態，
壓力很低或測不到

膀胱內壓上升

貯尿時期，
逼尿肌逐漸舒張

排尿初期，逼尿肌
開始收縮，但是括
約肌沒有放鬆

逼尿肌繼續收縮，
尿道括約肌打開，
尿液排出

圖 05-2：膀胱神經調控正常時的排尿動作。

二、神經運作失常時的解尿情形

　　一個完美的解尿動作需要有完整的大腦脊髓與周邊神經控制系統，及受其支配之膀胱與尿道括約肌等器官的配合，任何一個部位受損都有可能會影響解尿的順暢性。以下依照神經受損部位常造成的影響，作進一步的說明。

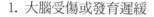

1. 大腦受傷或發育遲緩

　　尿失禁是**大腦解尿控制中心**失常最常出現的症狀。腦中風、帕金森氏症、老年痴呆、唐氏症兒童以及其他大腦病變者，會使得小便的控制中心運作失常，對脹尿的感覺判斷錯誤，或對何時可以小便的判斷錯誤，因而隨意指揮膀胱收縮，而出現尿失禁的症狀。前面提到小便這件事需要交感神經、副交感神經與體神經等三套神經的協調（共濟），當大腦受傷時，**此協調性也可能會喪失**，因而出現排尿困難，尿不乾淨的情形。

2. 脊髓功能異常

　　脊髓是上承大腦命令、下傳膀胱與括約肌的通路。薦髓也可以作為解尿的反射中樞，自行運作。但正常情況下，薦髓的解尿反射會受大腦中心的控制而不表現。脊髓傳出的神經訊號主要分為三路：

(1) 正交感神經：自頸、胸椎處向下傳遞，主管膀胱之放鬆，膀胱頸與攝護腺之收縮。

(2) 副交感神經：自腰椎附近傳出，主管膀胱之收縮與放鬆。

(3) 體神經：自薦髓傳出，主管尿道括約肌之收縮與放鬆。膀胱的感覺神經也先傳到薦髓，再向上傳到大腦。

　　支配骨骼肌的體神經，基本上可以受大腦意識的控制，例如：手臂的肌肉，要它放鬆就放鬆，要它收縮就收縮。但是控制膀胱的正、副交感神經（又稱為自律神經），自己管自己，不受大腦意識的指揮。因此，我們可以命令由體神經支配之尿道括約肌放鬆，準備尿尿，卻沒辦法叫膀胱的逼尿肌收縮（完全由正副交感神經支配）。結果，有些時候我們硬是要尿也擠不出一滴尿來，畢竟我們人腦並不

能完全指揮膀胱。

　　因此當脊髓發生病變時，因病變位置、受傷程度之不同，小便功能受影響的程度與方式也就不同。即便在同一部位的受傷，因受傷程度之不同也會有不同的結果。簡單的說，脊髓越高位受傷者，出現痙攣性膀胱的機率越高（上運動神經元病變），腎功能受影響的機率也越高；至於腰椎或尾椎病變者也不一定會出現無張力性的膀胱（下運動神經元病變），反而是依照膀胱逼尿肌與尿道括約肌不協調的程度（Detrusor-sphincter dyssynergia, DSD），來決定解尿的功能，並影響腎臟功能。因此唯有透過錄影尿路動力學檢查，來觀察膀胱與括約肌的表現與協調性，才能知道個別神經運作的情形。

　　脊柱裂者多為腦脊髓膜膨出症（meningomyelocele），病兆多半發生在尾髓，也可能發生在大腦或上段脊髓，因此每個人的排尿功能也會不一樣。至於頸椎受傷者，出現攣縮性膀胱加上 **DSD 的機率**很高，必須注意腎功能的變化。骨盆腔惡性腫瘤手術，會對前述三項路徑的同邊神經造成不等程度的影響，也需要詳細檢查才能判定神經與膀胱剩餘之功能。脊椎之其他腫瘤，因波及範圍不同，膀胱神經受損程度不一，個別化檢查與治療也是必須的。

三、以膀胱及尿道括約肌的功能來分類

1. 膀胱纖維化或增厚會喪失收縮力，造成解尿困難與餘尿增加（圖05-3）

　　膀胱失去正常神經系統支配時，平滑肌會逐漸消失，進而被纖維組織取代而失去彈性與收縮力。膀胱出口阻塞及 DSD 都會使得膀胱更用力工作才能將尿液排出，初期會先出現平滑肌肥大的現象，久而

久之則會變成纖維化，不能不注意。

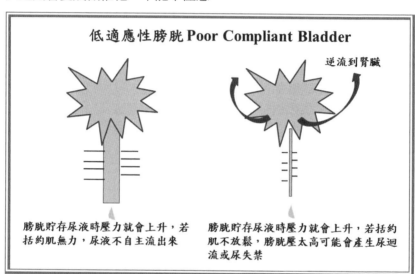

圖 05-3：膀胱纖維化會產生低適應性膀胱，也就是說膀胱只要貯存一點點小便，膀胱內壓就上升很多。依照尿道括約肌的鬆或緊，可以再分成兩類。

2. 逼尿肌過動症與膀胱過度敏感（圖 05-4）

　　膀胱黏膜上有一些多醣體保護黏液，使得尿液不會和正常細胞直接接觸，觸動傳入神經，進而造成膀胱收縮。膀胱的傳入或傳出神經也可能會因不明原因而被激化，造成頻尿急尿等現象，乃至急迫性尿失禁，臨床上稱之為膀胱過動症，若經尿動力學檢查發現有逼尿肌不穩定收縮者，稱之為逼尿肌過動症。

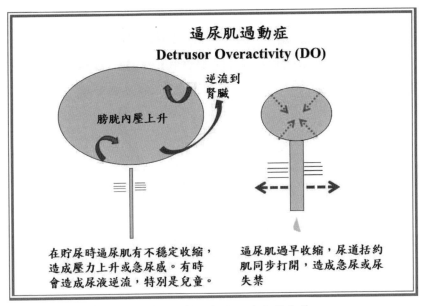

圖 05-4：逼尿肌過動症可能會造成尿迴流或尿失禁。

3. 尿道括約肌太鬆或太緊（圖 05-5、05-6）

尿道括約肌太緊是神經受傷最常出現的狀況，會造成功能性尿道狹窄（亦即內視鏡等檢查尿路是通的），影響尿液的排出。另一方面，也有病人的神經受傷會造成尿道括約肌太鬆，好像水龍頭關不緊，無法儲存小便，出現持續性尿失禁，整天漏個不停。更麻煩的是括約肌放鬆不良又關不緊，小便困難且尿失禁，常造成治療上很大的挑戰。最後要提的是尿道括約肌太緊也可能會出現尿失禁的現象，所謂滿溢性尿失禁，那是膀胱過度脹尿所造成的。所以任何神經受損所造成的尿失禁，一定要做錄影尿路動力學檢查，才能做正確的鑑別判斷。

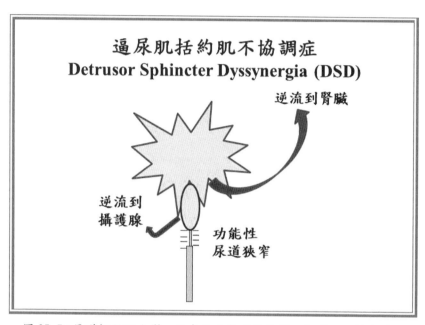

圖 05-5：尿道括約肌太緊，正式的名稱叫做逼尿肌括約肌不協調症，會出現尿逆流到腎臟或攝護腺，容易引發高燒或敗血症，要小心聽從醫師的治療。

4. 逼尿肌無力症（圖 05-7）

　　脊髓損傷者的初期會出現「脊髓休克」，而出現逼尿肌無力症。糖尿病或先天性脊柱裂者，也有一小部分人會出現此現象。逼尿肌無收縮力者，多數人的尿道也不會打開，因此要用腹部的力量用力擠出尿液來，卻總是尿不乾淨，容易反覆得到泌尿道感染。少數人尿道括約肌太鬆，則會出現尿不乾淨又漏尿的窘境。治療上不可以先從增加膀胱收縮力開始，因為會造成尿迴流到腎臟等，更嚴重的後遺症。從放鬆尿道括約肌開始治療，是我們推薦的原則，可惜有效的口服藥

物並不多，至於尿道括約肌的肉毒桿菌注射，約有五到七成的人感到滿意，短暫的尿失禁（因為尿道括約肌太鬆了），是此治療法常見的困擾。

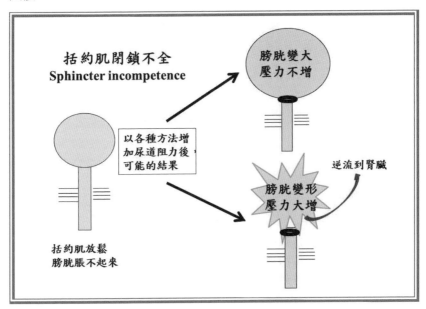

圖 05-6：尿道太鬆，又稱之為括約肌閉鎖不全。以藥物、水球、手術等方法增加尿道阻力後，可能有兩種結果，約五成以上會出現第二種嚴重不良的情況。所以，開始治療後，需要頻繁而密切的追蹤，不可輕忽。

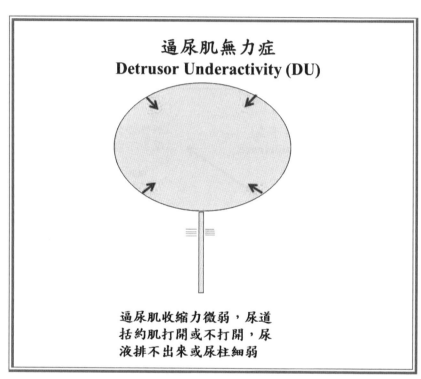

圖 05-7：逼尿肌無收縮力。多數人的尿道也不會打開，因此要用腹部的力量用力擠出尿液來。少數人尿道括約肌太鬆，會出現尿不乾淨又漏尿的窘境。

四、結語

　　膀胱的神經控制其實蠻複雜的，運作平順時不會察覺到它的存在。但是任何一個小環節受傷了，整個系統的運作都會不順暢，會造成解尿困難或尿失禁，甚至影響腎功能、敗血症等，不能不重視。

第四章
神經病變性膀胱的分類與治療概述

　　分類的目的在於快速找到治療的對策，以及比較不同治療方法的差異。現代醫學將疾病不斷地、很細的分類，就跟老祖宗的辯症施治是一樣的道理。根據病史、理學檢查、檢驗室與各項特殊檢查的結果，會有很多的分類方式產生，以下為常用的分類說明。

一、分類

　　脊髓損傷者常以受傷部位分為上運動神經元、下運動神經元及混合型病變。薦髓第二節以上損傷者的膀胱障礙稱之為痙攣型神經性膀胱（上運動神經元），而損傷部位在第二至第四薦髓者的膀胱障礙又名為鬆弛型神經性膀胱（下運動神經元）。痙攣型神經性膀胱因大腦抑制喪失及反射作用，膀胱易產生持續收縮而變小，膀胱內壓變大，因而容易產生滲尿情形。痙攣型神經性膀胱也可能發生逼尿肌、外括約肌的不協調，此時如果運用刺激反射，易引起膀胱內壓變大外括約肌緊縮，而產生尿液由輸尿管逆流至腎臟，繼而發生水腎及腎功能的損害等。然而膀胱的臨床表現並不能完全用上下運動神經元來分，應依個別狀況，做個人化的治療。應該以膀胱的順應性高低，尿道括約肌張力的高低，分成五組來考量（參見圖 05-3 ～圖 05-7）。尿迴流與腎水腫的有無，反映膀胱的問題是否有改變治療的急切性。例如，低順應性膀胱加上高張力的尿道括約肌，對腎臟的傷害罪明顯，可能在膀胱很小的容量時就出現尿迴流與腎水腫，若不採取機極的治療，可能於青少年時期就要洗腎。反之，高順應性膀胱與低張力括約肌，腎臟功能通常會很好，但是漏尿的問題比較難解決。

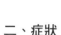

二、症狀

上運動神經元損壞的特徵是膀胱收縮無法控制，造成膀胱不自主收縮，促使膀胱無法充滿及儲存尿液。其表現症狀為頻尿、急尿、急迫性尿失禁等。下運動神經元損壞的特徵是無法將膀胱充滿尿液的訊息傳入大腦，造成膀胱過度脹尿，無法排空膀胱，所以會有排尿困難、頻尿、急尿、夜尿、發炎、感染、尿失禁等症狀。症狀和背後真正膀胱神經損壞的程度與範圍，並不全然一致，必須檢查後再做判定。

三、併發症

神經性膀胱最主要的併發症是尿滯留及感染。反覆的膀胱、腎臟的感染和產生結石，會使腎臟水腫、腎臟機能喪失、造成尿毒症，或是引發嚴重的尿路感染造成敗血症。而膀胱壁變厚、內壓增加，亦會影響腎臟的尿液流到膀胱，或者出現膀胱輸尿管尿逆流，進而造成腎水腫甚至腎衰竭。而長期臥床的人由於尿滯留、**感染及骨中礦物質**的游離，常會造成膀胱與腎結石等。尿失禁還會使得陰部的皮膚產生病變和感染，影響傷口的癒合，特別是褥瘡，更增加了照顧上的困難。

四、治療

治療會因神經性膀胱的種類而有所不同，於尿路動力學檢查後，分辨「膀胱過度收縮」或「膀胱收縮功能不良」等不同病徵，以安排治療。

1. 藥物治療：以藥物控制膀胱或括約肌的功能。例如減少逼尿肌的不自主收縮，使尿道外括約肌能夠放鬆，以改善尿失禁並預防尿路感染及結石的產生。

2. 膀胱排尿反射訓練，促進尿液的排空，但是應注意自律神經異常反射（autonomic dysreflexia）的可能。

3. 導尿：留置導尿或間歇性自我導尿。餘尿過多者宜接受間歇性導尿，如此才能定期排空尿液，減少感染等併發症。

4. 手術：如尿道括約肌切開術、脊髓神經根切斷術或尿液分流術、膀胱放大術等。膀胱容積過小者宜接受膀胱放大術，增大膀胱安全容量後，配合定期導尿，以保護腎臟功能。

5. 自我照護：以下是自我保健的幾個要點。

   (1) 禁止菸酒。避免咖啡因（常見於茶和咖啡）、碳酸飲料、巧克力。

   (2) 成人每日應喝 1500cc 左右的開水，以產生 1500cc 左右的尿量為準。

   (3) 按時服藥。

   (4) 注重個人清潔衛生。

   (5) 遵從醫囑進行自我間歇性導尿。

   (6) 如廁時正確使用衛生紙及洗手方法。

   (7) 多攝取青菜水果等富含維他命 C 的食物，如柑橘、葡萄柚等。

   (8) 使用留置尿管者，尿袋應該放低，以免尿袋中的尿液回流。

(9) 尿管一個月換一次，尿袋一週一次就足夠，但如果沉澱物太多，就該適時更換。

結語：若發生發燒、解尿時有灼熱感、兩側後腰疼痛、尿色混濁等情況，應儘速至醫院就診。抗生素的使用必須與醫師討論，不可以因為尿液混濁即自行服藥，以免產生抗藥性。

第五章
泌尿道感染的治療

　　泌尿道感染是神經病變性膀胱很常見的問題，特別要說明的是**「不是所有的泌尿道感染都需要抗生素治療」**。原則上，沒有發燒的、無症狀的泌尿道感染不需要治療的？泌尿道感染包含一般人熟悉的膀胱炎、腎盂腎炎，乃至於睪丸炎、攝護腺炎等，其中膀胱炎最常見，通常也不會伴隨發燒的症狀。神經病變性膀胱者出現下列症狀時（表05-2），可能是有意義的細菌感染，可以詢問醫師是否需要治療？ 要記住，有時其他疾病也會導致相似的症狀，例如：流行性感冒、喉嚨發炎、中耳炎等，必須列入鑑別診斷，因為治療方向不同。

表 05-2：泌尿道感染的症狀
1. 發燒 > 38℃
2. 下腹或腹側感到疼痛
3. 睪丸／陰囊痛
4. 尿液漏出或尿失禁惡化
5. 導尿時感到不適
6. 噁心或嘔吐
7. 胃口喪失
8. 身體不適

　　由於神經病變性膀胱者，小便常常是髒的或是混濁的，平常尿

中的白血球不是過高就是細菌太多，只根據實驗室的尿液檢查報告，很難診斷是否有臨床上有意義的細菌感染，因此要搭配病人的症狀，來做治療與否的依據。例如，小便若混濁而沒有發燒時，可能沒有感染，或者只是膀胱炎而已，建議多喝水且增加導尿次數，這樣做 1-2 天通常都會改善。若有下腹部不舒服以及頻尿等症狀，但是沒有發燒者，也是多喝水增加導尿次數即可。至於有發燒症狀，超過 38℃ 者，可以考慮依照醫師的指示下，自行服用抗生素以緩解症狀。如果能在每次使用抗生素之前去做尿液的細菌培養，就更能確定知道選用什麼抗生素最好。記住，**減少不必要的抗生素使用，才能減少多重抗藥性細菌的產生**，以免發生急性腎炎或敗血症時，無藥可用。

　　一般而言泌尿道感染也常發生在健康的女孩身上，因為女孩的尿道較短，細菌較容易從會陰部皮膚移行進入膀胱。尤其是當膀胱中的尿液不常被排空乾淨的話，這些細菌會加倍增多而導致感染。男孩的泌尿道也會被感染，尤其是如果男孩的膀胱功能不好時。脊柱裂等伴有神經病變性膀胱的孩子，不論性別，比其他孩子更容易發生泌尿道感染，這是因為膀胱與脊髓缺乏正常的神經連結，造成膀胱壓力升高，泌尿道血流循環不良，而影響身體對感染的防禦。如果利用藥物和導尿使泌尿道的壓力降低，可能可以減少感染的發生，這要和醫師討論後才可以採用降膀胱壓力的藥。

　　多數神經病變性膀胱者可能會透過導尿管將細菌攜帶進入膀胱，當尿液中存有細菌，但沒有出現感染的症狀時，這種情況稱為無症狀的菌尿症，這種狀況通常不需要去處理。某些存在尿液中的細菌，不但不會造成疾病，反而可能可以藉這些細菌防止更毒的病菌滋生而保護膀胱。研究顯示濫用抗生素時，會殺死這些保護型的細菌，而使得新的致病細菌入侵膀胱而導致感染。因此對不造成任何身體不舒服的細菌，是不用治療的。當細菌存在尿液中，並出現發燒等感染症狀

時，才可以考慮使用抗生素治療。

　　少數神經病變性膀胱者可以自行解尿，但是因為容易尿不乾淨，細菌一但進入膀胱不容易被排出來，因此容易得到泌尿道感染，也不容易治療。能自行解尿者的泌尿道感染的診斷與治療原則與導尿者不同，任何泌尿道感染症狀都要積極檢查與治療，以免產生急性腎臟炎、攝護腺炎、副睪丸炎等情況。

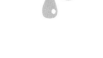

第六章
神經病變性膀胱尿失禁的藥物治療

　　神經病變性膀胱尿失禁的原因與治療和常人不同，因此用藥的方法與注意事項也不同。尿失禁治療通常是以膀胱為主要治療對象，其次考慮尿道括約肌。以下分兩大類討論。

一、膀胱功能過強或無力

（一）膀胱逼尿肌過度活動者（膀胱安全容量太小者）

　　脊柱裂的孩子因為脊髓的神經衝動之傳導在脊髓被中斷，所以膀胱壁經常處於僵硬緊繃的狀態，可以使用抗乙烯膽鹼（antichonergics）、乙3型腎上腺素（beta-3 adrenergics）、與肉毒桿菌素。

1. 抗乙烯膽鹼（antichonergics）藥物

　　此類藥物可以舒緩僵硬緊繃的膀胱壁，常見的商品名包括歐舒 Oxbu、達多邦 Ditropan、優合 Urotrol、得舒妥 Detrusitol、衛喜康 Vesicare 等。其作用主要是使膀胱肌肉放鬆，降低膀胱內的壓力，以維持良好的腎臟功能。當泌尿道內的整體壓力降低時，腎臟才可更加有效地運作和成長。這些藥物讓膀胱可在低壓下存放更多尿液，而幫助克制不正常之排尿。對脊柱裂患者而言，Ditropan 等是一種非常有效的藥物，但口服時可能會有嚴重的副作用，這些副作用包括怕熱、便秘或視力模糊等。

2. 乙3型腎上腺素（beta-3 adrenergics）

此新問世的藥也可以放鬆膀胱肌肉，增大容量。目前成人已經廣泛在使用，兒童的使用請與泌尿科醫師討論後使用。此藥的好處是比較不會便秘，而可能的副作用是血壓上升，但是不常見。

　　如果藥物副作用太強，無法忍受，可以將藥物直接藉由導尿管送入膀胱來局部作用。這個方法雖然並非一定有效，但也許可以減少副作用的發生。

　　如果使用單一藥物效果不夠好時，最近的研究報告指出同時並用兩種口服抗乙烯膽鹼藥物可以增強療效，降低副作用，不彷試試看。也可以將抗乙烯膽鹼與乙3型腎上腺素並用來增加效果。

3. 肉毒桿菌素 botulinum toxin

　　肉毒桿菌素在低劑量時可以放鬆肌肉，所以最近常被用來做除皺紋，同樣也可以來除膀胱的皺紋，增大容量（圖 05-8）。通常是在全身麻醉下，經由膀胱鏡的指引下施打 20-40 個點，合計 200-300 單位。兒童則根據體重做調整，一般而言可以用 5 單位／公斤來概估。此法對於增大膀胱容量效果很好。若有效，則需每 9 個月再施打一次。長期效果如何，目前不知道，但是有病人打了 3 年還有效的有之，也有人打第 2 次以後效果就不大好。現在成人的神經性膀胱，施打這類藥物健保有給付，但是兒童還沒有。

（二）逼尿肌無力者

　　目前沒有很好的藥物可以使用。最常使用的是促進副交感神經的藥物，例如 bethanechol chloride，可選擇性地使膀胱及腸道肌肉收縮。使用此類藥物之前必須確定膀胱出口阻塞（例如 DSD 或攝護腺肥大等）已經適當處理，以免因為膀胱壓力上升，反而傷害腎功能。這類藥物的全身性副作用包括心悸與盜汗，要特別注意。

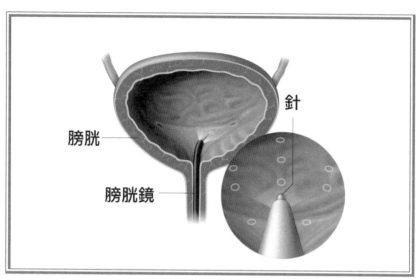

圖 05-8：肉毒桿菌素在注射膀胱的情形。

二、括約肌功能過強或不足

依括約肌的狀態來做分類可將尿失禁分成兩種（1）括約肌放鬆不良併膀胱內高壓，也就是說水龍頭太緊了，是膀胱裡面壓力太高，勉強把尿擠出來。這會造成生活上的不便外，還可能影響腎臟功能，必須小心處理。（2）括約肌閉鎖功能不全，也就是說水龍頭太鬆了，尿液會不自主地流出來。

（一）括約肌閉鎖功能過強者

減少膀胱出口阻力的藥物，有針對平滑括約肌有效者，**主要是腎甲型抑制劑**（α adrenergic antagonist），例如定脈平 Hytrin、活力路勁 Harnalidge、可迅 Doxaben、札特 Xatral、優列扶

Silodosin 等。 此外對橫紋括約肌之放鬆有幫助者，例如 valium、baclofen、dantrolene sodium 等，也常被使用。這些口服藥的效果，都有待進一步的證實。

另外，**肉毒桿菌素**如直接注射也可麻痺括約肌，使之放鬆。此類藥物在兒童使用之效果，也被報告出來，長期效果有待進一步的證實。間歇性導尿也可克服膀胱出口阻力太大的問題，所以已在使用間歇性導尿患者，並不必要使用這類藥物。

（二）括約肌閉鎖功能不全者

目前可使用的治療很少，簡介如下：

1. Imipramine（Tofranil）

商品名有多富腦、靜安等很多廠牌，此藥可以增大膀胱容積，增加括約肌的張力，因而減少尿失禁。**過量使用，會造成心律不整，乃至死亡**，因此要確實遵照醫囑使用，並不可以讓稚齡兒童不小心取得，以免誤食而造成心律不整。

2. 麻黃素 Ephedrine 和 pseudoephedrine 等治療氣喘的藥物

可幫助膀胱頸和括約肌的收縮，藉此改善尿失禁的問題。但全身性作用也大，較少使用。要注意的是，當以各種藥物或手術方法增加括約肌時，應注意膀胱與腎臟的變化。有些孩子在尿失禁狀況下，不會影響腎功能，但尿失禁治療後，膀胱功能跟著改變，進而影響腎臟，不可不察！

3. 手術

對於嚴重漏尿者，可以考慮膀胱頸重建術、人工括約肌、女性

中段尿道懸吊術、男性吊帶術等。手術各有不同的適應症，且各有好處與可能的併發症，不再此處說明。要提醒大家的是，一旦改善漏尿的情況，就要開始密切注意膀胱內壓的變化，某些學者報導裝置人工尿道括約肌時，有三四成的患者膀胱容量顯著變小，出現尿逆流，乃至於腎功能損壞！

第七章
寶貝腎臟第一步：自我清潔間歇性導尿

　　當小便不能暢順，膀胱殘尿很多時，自我清潔間歇性導尿（clean intermittent catheterization, CIC）是一個重要的治療方式。將膀胱之殘餘尿液引流乾淨，可以減少泌尿道感染，改善腎水腫，進而改善腎功能。剛開始時，難免會有排斥自我導尿的想法與情緒，但是認真作，好處多多。**特別要強調的是「清潔」就可以，不必像醫護人員做的「無菌」導尿**，因此攜帶的物品可以減少很多，執行起來也比較方便。以下介紹就是要讓大家明白，怎麼做自我清潔間歇性導尿，以減輕病友的焦慮感。

一、清潔間歇性導尿的發展過程與重要性

　　膀胱就像氣球一樣，是一個具有彈性的中空器官；正常的膀胱有儲存尿液與排出尿液兩大功能，等膀胱內的尿液達到一定的容量後，便會刺激膀胱壁的神經纖維，經由大腦意志控制或感受到尿意感，使膀胱收縮及括約肌放鬆而排出尿液。對於膀胱功能正常的人，若當時的時機適當，經由大腦意志的控制，便會前往廁所並且能將小便解得很乾淨。但是當有中風、頭部外傷、腫瘤或脊體病變、神經性膀胱時，可能有排尿困難無法自解乾淨、或尿失禁的發生時，可依個別情形安排間歇性自我導尿訓練。

　　間歇性導尿是處理神經性膀胱功能異常很重要的方法。自從Guttman及Frankel提出導尿的重要性，Lapides等學者更進一步教導患者自行導尿後，CIC漸成為保護腎臟功能、減少尿路感染及尿失

禁的重要方法。CIC 可定時排空尿液，降低膀胱內壓力，減低膀胱輸尿管逆流（vesicoureteral reflux VUR）的機會，達到保護腎臟功能的目的。因為餘尿之減少，反覆的尿路感染之機會也較低。部份因為滿溢性尿失禁的病人，也可因為 CIC 可減輕症狀。

CIC 並不要求完全的無菌 (sterile) 狀態，只要清潔即可。CIC 最常令人注意的是其過程是否會引起細菌感染，尤其是在非專業人士的操作時。使用 CIC 之患者雖有 40% ～ 85% 有菌尿之現象，但嚴重的感染症狀卻很少見。適時的排空膀胱即可以減少急性腎盂炎發生的機率，只有在高燒時才需要投予抗生素，以免長期服用抗生素反而產生抗藥性。

當下列徵兆出現時，導尿是必需的：

1. 腎臟或膀胱感染。
2. 排尿不完全，無法將膀胱中的尿液排空。
3. 尿液逆流。
4. 腎臟成長不好。
5. 腎臟損傷。
6. 尿路動力學檢查顯示膀胱功能不佳。
7. 大小孩有尿失禁的現象。

在導尿成為一種保護泌尿系統的方式，且被脊柱裂患者接受之前，有許多病患因腎臟衰竭而需要洗腎。從 1970 年代開始推行間歇性導尿後，不僅促進了腎臟健康和預防泌尿系統受損，且讓許多脊柱裂患者，不管在白天或夜晚漏尿的機會減少很多。

二、清潔間歇性自我導尿的作法

　　所謂清潔間歇性自我導尿，是教導在日間約每 3-4 小時自行導尿一次（一天約 4-8 次），或在上完廁所後自行導尿，將膀胱內的餘尿排出。自行導尿時，必須用一種矽膠質清潔的導尿管（圖 05-9），以水或水溶潤滑劑後，再由尿道口緩緩的將導尿管放入膀胱以排出尿液。此法可使病患免去長期攜帶導尿管的煩惱，也可保護病患膀胱和腎臟功能，幾乎所有的病患在經過教導和練習之後都能完成，是對神經性膀胱病患最好的一種照顧和治療。目前最年輕的是五歲的女童，年紀最大的是 81 歲的阿嬤，也有很多男性在做 CIC，加入相關的病友團體或 Line 群組，可以得到該方面相關有用的生活訊息與其他協助。

　　清潔間歇性自我導尿之詳細步驟以「**國紹泌尿科學教育基金會**」編印之《**自助式導尿管使用手冊**》最為清楚。也可以用「清潔間歇性自我導尿」在網路上搜尋，可以看到各家醫院的導尿方法的介紹。如因經濟因素無法負擔導尿管費用者，也可以在國紹的網站上找到補助導尿管的申請表。「**國紹泌尿科學教育基金會**」的網址：https：//gosouth.org.tw/。

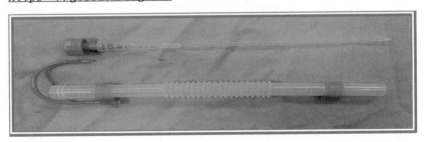

圖 05-3：可以重複使用的自助式導尿管，外出時只要再多帶幾小包潤滑劑即可操作。

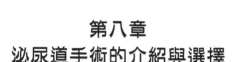

第八章
泌尿道手術的介紹與選擇

　　為了保護腎臟的功能，並防止腎臟和膀胱損傷或預防尿失禁，一些脊柱裂病症的孩子仍需要進行手術。通常在泌尿科醫師詳盡的評估以後，才會考慮是否需要進行手術，而病童的體重、年齡與認知程度，家長的期望，也是手術前必需評估的項目之一。以下是與脊柱裂病童有關的泌尿道外科手術種類與介紹：

一、恥骨上造廔及禁尿性膀胱造廔

1. 恥骨上導尿管（cystostomy or suprapubic catheter）

　　可說是最簡單的尿改流 （urinary diversion）技術，使用一導尿管經由恥骨上的造廔口，把尿液改道流出來，可以使病人不用經生殖器留置導尿管，有減少尿道傷害及生殖系統感染、發炎，及尿道因為留置導尿管所導致的尿道擴張等後遺症。女性脊髓損傷的患者，使用恥骨上造廔，可以使病人的會陰部保持良好的衛生，並且可減少經由會陰部導尿所導致的尿路感染。

2. 米特若夫管（Mitrofanoff）

　　當孩子成長並獨立時，必須盡量讓孩子學會自行導尿。然而，有些孩子技術不好，無法靠自己置入導尿管。例如：孩子必須坐輪椅進入洗手間以置入導尿管，而女孩坐在輪椅上其實很難靠自己的力量，協調地找到尿道口置入導尿管。過重的孩子或脊柱裂的男孩，也會有相似的問題，因為當坐在輪椅上時，過大的腹部會讓他們看

不見陰部，因此無法順利地置入導尿管。**米特若夫管**（Mitrofanoff）將有助於解決這樣的情況。米特若夫管是用病童身上的組織做一個新的管狀構造，可用的組織有：盲腸、輸尿管或小腸。這個管狀物連接膀胱；經過腹壁到皮膚做成一個出口。通常這個出口在肚臍下方或在肚臍中。開口的地點取決於病童的解剖構造和泌尿科醫生的選擇。當孩子坐在輪椅上時，可以很容易的找到開口並順利的將導尿管送入膀胱，而且尿液不會由這個開口漏出來。禁尿性膀胱造瘻，可以方便病人使用導尿管進行間歇性自行導尿，病人可以在感覺膀胱脹尿時或按照規定時間來進行自行導尿。此種手術免於長期留置導尿管的痛苦及併發症，可是病人膀胱內壓及膀胱容量，應該仔細的定期檢查，以免不知不覺產生變化而危及上尿路功能。

3. 膀胱外翻口（vesicostomy）

　　將膀胱黏膜與肌肉層一起外翻到肚皮，與腸造瘻同樣概念，這是最近某些醫院常做的方式。通常這種外翻口，小便會持續外漏，不會積尿，是保護腎臟的一種好方法。

4. 膀胱皮膚造瘻口（vesicocutanewous fistula）

　　是膀胱外翻口的修改版，故意讓造瘻口有點狹窄，因此可以鎖住一些小便在裡面，約於手術半年後將造瘻口的留置導尿管移除，而成為可禁尿式膀胱引流，因此可以做間歇性導尿。由於此手術簡單容易做，因此有許多小兒外科醫師在執行這項手術。要注意的是，當這種造瘻口可以鎖住小便而成為可禁尿式引流時，膀胱內壓就有上升的可能。所以此類手術後的病人於開始導尿時，要做錄影尿動力學，觀察膀胱的安全容量，以確定導尿的時機與次數，才不會對腎臟造成傷害。

二、輸尿管重植手術 (Ureteral Re-implantation)

　　當尿液經由輸尿管逆流到腎臟，可能導致或已經導致腎臟損傷時，會考慮進行這項手術。為了防止尿液逆流，可藉由外科手術將輸尿管的位置改變，重新在膀胱壁上製造一個「隧道」，進入膀胱以防尿液逆流。其原理是增加輸尿管在胱膀黏膜下的長度，當膀胱脹尿時，其壓力可有效地壓迫輸尿管，有如活瓣一般，達到抗逆流功用。但是病患膀胱內壓力很高，單純的抗逆流手術失敗率（或復發率）較高，必須同時進行膀胱擴大手術，才能較根本的解決問題。最新的證據顯示，以膀胱擴大手術有效降低膀胱內壓後，多數尿液逆流會消失或改善，所以執行此項手術的機會減少了許多。

三、尿道懸吊術與膀胱頸懸吊術 (Urethral Slings and Bladder Neck Suspension)

　　當膀胱頸無力，有時用藥物也無法改善尿液外漏時，應考慮施行尿道懸吊術與膀胱頸懸吊術。懸吊術是指用孩子自己的組織或人工合成物在尿道下方作成一個懸吊裝置，來幫助尿道上提，而減少尿液漏出。當膀胱頸的壓力改變，就比較不會有尿液漏出。

　　膀胱頸懸吊術，是用吊帶穿過尿道附近來提高膀胱頸。當腹壓增加時，尿道會關閉，因此不會發生尿液漏出的情況。要使用兩種方式的哪一種，必須由泌尿科醫生做決定。由醫生評估病童的個體狀況、其他檢查的結果，並根據經驗做出選擇。

四、加強膀胱頸或括約肌手術

部份病人因為膀胱出口無法關緊而失禁。這類病人尿動力學顯示低的漏尿壓（leak point pressure），且藥物治療無效，病人又有相當意願離開尿布時，可考慮手術。Young-Dees-Leadbetter、Kropp 等膀胱頸重建手術或以吊帶（sling）等方法，可增加膀胱出口阻力，可用於部份失禁患者。

在膀胱頸注射膠原蛋白（collagen），在兒童約有三分之一至二分之一的成功率，因其成功率及耐久性較差，價錢又貴，目前並不普遍。

五、裝置人工括約肌

裝置人工括約肌較不常被使用，但是對某些孩子也許是有利的。人工括約肌常使用在無法利用藥物控制尿失禁的情況下。其裝置是用手術方式，將一個套狀物植入膀胱頸或尿道四周，如此可以保持恆定的壓力而防止尿液漏出。當需排空尿液時，讓病人擠壓連接在陰囊或陰唇的幫浦，可以將套裝物內之液體送回一個儲水閥內，而使膀胱頸的壓力消失，再用導尿管導尿排出尿液。當膀胱中的尿液排空後，再次起動幫浦將液體由儲水閥送回套裝物件，關閉尿道。

如果沒有適當地照料人工括約肌，可能會導致許多併發症的發生，包括尿液漏出、組織侵蝕（尿道附近的組織磨損）、管路糾結、括約肌機能不全（人工括約肌功能不好）、感染和腎臟損傷。

裝置好人工括約肌不代表可以自然解尿了，一部分患者仍需要進行間歇性導尿來確定膀胱之排空。

裝置人工括約肌以後， 雖然會改變尿失禁的狀況，提高生活品

質，**但是尿禁制改善後，仍應特別注意腎功能的改變**。尿失禁者通常能保有好的腎功能，尿禁制良好者，卻有較大的機率會出現腎功能損壞，不得不注意。

六、尿道外括約肌切開術及尿道內支架

泌尿系統排尿處置，對於脊髓神經損傷病人的治療，其最終目的在於保護病人的上尿路功能，並且提供病人一個實在並可接受的膀胱排空方法。對於四肢全癱的脊髓損傷病人而言，他無法用手來處理間歇性排尿，而留置導尿管又常發生併發症，此時尿道外括約肌切開術可能是促進這類病人膀胱排空的最好選擇。以尿道外括約肌切開術來治療慢性脊髓損傷的排尿障礙，在 1958 年由 Ross 提出之後，已經成為一個既定的手術方式。然而回顧這些年來的文獻報告，尿道外括約肌切開術，並不如當初報告那麼地有效。經過長期追蹤及研究顯示，接受此種手術得脊髓損傷病人可能有 25% 到 50% 會遭遇到手術失敗，而必須再次接受同樣手術的病人比例也達 6% 到 50%。

有些病人在反覆的尿道外括約肌切開術後，仍然會因為逼尿肌外括約肌共濟失調或嚴重的尿道結疤而發生膀胱外阻塞的情形，此時我們可以使用尿道內支架 (urethral stent) 植入或是使用尿道內氣球擴張術，來幫助病人擴張其尿道，或是永久地使得外括約肌處在擴張狀態。這些新的治療方法，長期追蹤其效果及併發症的結果，至今尚未有定論。不過此種尿道內擴張或尿道內支架植入的方法，可以做為病人在反覆尿道外括約肌切開術失敗之後，另一個相當好的治療選擇。當然，有些報告指出，此類尿道內支架可能會造成尿道破損及持續性尿路感染，這些也都是使用尿道內支架主要的缺點，值得我們注意。

七、膀胱擴大手術 (bladder augmentation)

　　許多脊柱裂的孩子利用間歇性導尿和藥物來降低膀胱內的壓力，以保護腎臟不受損傷和防止尿失禁。但有時候膀胱內的壓力，無法以這些方法控制，建議可用病童身體的其他組織去擴充膀胱容量。常被使用的組織包括胃、小腸、大腸或輸尿管，選出的組織將與膀胱縫合，使膀胱的容積變大和維持低壓。

　　適合此項手術者，其術前做尿動力學檢查時，可發現其膀胱容積小、壓力高、膀胱適應性差、漏尿壓高、括約肌不協調等典型的發現。此類病患有很高機會發生逆流，腎功能也有很高的受損機會。膀胱擴大手術使膀胱容量加大，可達到下列目的：（一）容積與壓力成反比，壓力不易累積，減少尿液逆流的機會，保護腎功能，（二）容積變大，病人因為滿溢性而產生之尿失禁症狀可改善，（三）手術後大多必須持續 CIC，但 CIC 之間隔時間可以延長。手術之後，為了維持膀胱內的低壓，少數孩子也許仍需要繼續服用藥物。一般而言，膀胱擴增手術對於泌尿道的健康和排尿克制是非常有效的。詳細情形請參看下一章。

結論

　　手術治療是在有明顯的症狀而保守治療無效時的一個選擇。和醫師充分的討論每一項手術的利弊，在尿失禁、細菌感染與腎臟功能中間找一個平衡點，是手術的主要意義。

第九章
膀胱擴大術

一、什麼時候要做這個手術？

當膀胱攣縮容積變小，且造成反覆性泌尿道感染或腎功能損壞時，且醫師已經給予各種藥物，或自我清潔導尿，或留置導尿管等各種非手術方法的治療後，仍然有反覆性感染或腎功能損壞時，萬不得已的救命方式就是採用膀胱擴大術（bladder augmentation）來增大膀胱容積，降低膀胱內壓，減少腎臟負擔，以維持腎功能，使之不再惡化。由於最常取用小腸的一段來做這個手術，又叫做長膀胱整形術（Enterocystoplasty）。

二、這個手術怎麼做？

最常採用的方式是取一段約 40-60 公分的小腸，將之剪開去管狀化後，再縫合成為袋狀，最後則將此袋和膀胱接和在一起（圖 05-10）。手術後六個月的追蹤，膀胱容量可以增加到大於 500 毫升，而膀胱的灌注最終壓力（end-filling pressure）也會減少到小於 20cmH20。由於膀胱放大術後，病人仍需導尿，為了便於導尿，可以考慮加用闌尾，作成可導尿的通路。為了美觀，這個通路口，可設置於肚臍處或其他方便導尿的地方。對於頑固便秘者，也可取小腸或闌尾做成通路，經此通路灌肥皂水，以解決便秘的問題。

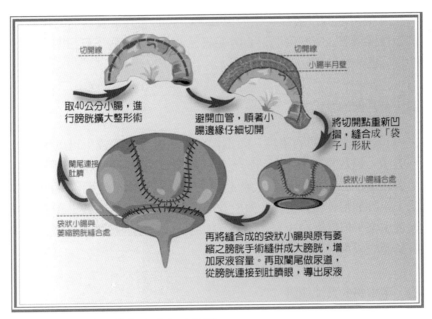

切開線

切開線

小腸半月壁

取40公分小腸，進行膀胱擴大整形術

避開血管，順著小腸邊緣仔細切開

將切開點重新凹摺，縫合成「袋子」形狀

闌尾連接肚臍

袋狀小腸縫合處

袋狀小腸與萎縮膀胱縫合處

再將縫合成的袋狀小腸與原有萎縮之膀胱手術縫併成大膀胱，增加尿液容量。再取闌尾做尿道，從膀胱連接到肚臍眼，導出尿液

圖 05-10：膀胱擴大術手術示意圖。

三、手術可能的併發症

此項手術繁複，縫合點常超過 300 針，可以預期最常見的併發症狀就是傷口癒合不良，造成漏尿的現象，幸好留置導尿管時間長一點，通常可以促進傷口癒合，但是仍有少數病人需要再次手術，來修補漏尿之處。此項手術取一段小腸作膀胱，再將腸子結合起來，因此腸子阻塞或癒合不良是另一個可能遇到的問題。

細菌感染敗血症是另一個威脅。此手術時間長，牽動組織與器官多，因此手術前後會以多種強力抗生素來預防細菌感染，但是仍有發生細菌感染敗血症的可能，必須加以注意。

其他可能的併發症：由於患此類疾病的病人常有其他的疾病，例如脊椎畸形、下肢畸形、心肺疾病等，所以有一些不可預期或罕見的併發症，會依個別狀況而出現。

四、有其他的替代方法嗎？

　　抗乙烯膽鹼類的藥物、肉毒桿菌素注射等或多或少可以增大膀胱容積，但效果差很多。膀胱造瘻或長期留置尿管也能保護腎臟　但是要帶著尿袋可能會影響生活品質。脊神經轉位法是近年熱門的作法，或幹細胞神經再生法，對於脊髓損傷者有一些好的效果在近年被報告出來，但是對於先天性神經受損而造成攣縮性膀胱者，目前尚沒有具體的成果。

五、手術後的長期照護

　　由於小腸不是膀胱，用小腸來作膀胱，會有一些要長期要留意的事項，以減少長期的併發症。

1. 定期導尿，並適時回診作膀胱沖洗，將腸黏液洗出，以免造成阻塞。

2. 定期追蹤腎功能，抽血與超音波。

3. 在腸道膀胱整形術之後，尿路結石也是常常遭遇到的問題，在過去的報告中結石的發生機率大約在 30% 左右。

4. 代謝性酸中毒：小腸會分泌鹼性腸液，因此可能會影響身體之酸鹼平衡。定期抽血，並適時補充小蘇打。

5. 維他命 B12 缺乏：雖然手術會保留吸收 B12 的那一段小腸，但長

期調查發現半數孩童仍會出現 B12 缺乏的現象。因此要定期補充。

6. 注意飲食，避免腹瀉：某些病人在做手術後，反而會出現「短腸道症候群」，出現拉肚子的現象。因此要注意飲食，以免發生嚴重腹瀉、脫水等現象，使得腎功能變壞。

7. 癌症：過去認為接受腸道膀胱放大術者，較容易得到癌症。2009年 5 月美國泌尿科學會的綜合性報告，發現得癌症之機率比其他有先天性排尿障礙者，並沒有顯著的增加。但是定期膀胱鏡檢查仍是必須的。

六、結語

　　照顧腦脊髓膜膨出症之孩童，很不容易，而照顧攣縮性神經性膀胱的孩子更困難。看孩子接受此項大手術，父母難免心疼與不捨，但是手術後，使得嚴重性泌尿道感染／敗血症的頻率下降，孩子健康與生活品質的提升，是這一階段努力的目標。手術只是照顧的另一個起點，手術後仍需要和醫療團隊配合後續的照顧，才能將腎臟的功能維持住，不再惡化，並享有適當的生活品質。

第六篇

你問我答

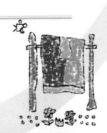
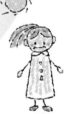

第一章
關於尿床／尿失禁篇

Q：我兒子已經上小學一年級了，還會尿床，正常嗎？

A：根據最近三年內臺灣地區針對尿床所做過的流行病學調查報告指出，在臺灣6-12歲的兒童，約為5.5%的盛行率，這其中更有0.5%在白天也會有尿溼褲子的情形。若以年齡層細分，則7歲為9.3%，8歲為6.6%，9歲為4.7%，10歲為3.1 %，11歲為1.6%，12-13歲為0.6%。另外，就性別而論，男孩約為女孩的2倍。其實尿床的發生率在新生兒幾乎是100%，到了5歲時，約有85%的小孩可以控制排尿，以後每增加1歲發生率會減少15 %，到了青春期仍有1-2 %的青少年會有夜尿情形。所以，一年級的小朋友仍有將近一成會尿床，並非罕見。

Q：尿床會遺傳嗎？

A：尿床和許多疾病一樣，可能有多重因素造成，而且還會遺傳：如果父母一方有，他的子女有一半的機會也會有尿床的困擾；至於父母都有尿床者，則子女中的75%也會尿床。

Q：為什麼我家小毛不會尿床，大毛卻夜夜尿溼床單呢？

A：這實在是一個難以回答的問題，每一個孩子成長的速度不同，身體細微構造並不相同，小毛不會尿床，年紀大的大毛卻還在尿床的不在少數，卻讓父母誤以為是大毛在作怪，其實只是個人體質不同罷了。

Q：尿床的原因是什麼？

A：尿床的原因大致可分為以下三大類：大腦覺醒中樞遲鈍、夜

間尿量太多、膀胱容積太小或功能異常。多數是可藉由醫師診斷及藥物治療，得到痊癒。更仔細的分類請參看本書第二篇第四章。

Q：經常聽到單一症狀尿床與非單一症狀尿床，這是什麼意思？有何影響？

A：尿床型態中最常見的是白天很好，只有晚上才會尿床的「單一症狀尿床」，治療相對容易，長期效果比較好。至於伴隨其他膀胱症狀的「非單一症狀尿床」，診斷與治療都比較困難，治療成效也比較不好。

Q：什麼是原發性與續發性尿床？

A：自從出生以來從來沒有過乾爽超過半年的，稱之為「原發性尿床」。如果孩子曾經停止尿床超過半年以上，然後才再發生尿床的現象，稱為「續發性尿床」，這些通常是可以找到特別的原因，如：泌尿道感染、便秘、脊柱裂、糖尿病、癲癇、感冒、扁桃腺發炎、蟯蟲等都有可能，還有極少部分是因家中有新生兒誕生，使得較大的孩子藉著退化至嬰兒的尿床行為，企圖引起父母注意；或因父母不和使得孩子藉著尿床來抗議。續發性尿床一定要把病因查清楚，正確治療「病因」而不是治療「尿床」。值得一提的是，臨床上治療尿床的經驗發現，解除尿床兒便秘的問題時，約有一半的小朋友尿床會自然痊癒！「民生大計」和家有尿床兒的生活品質息息相關，無論父母或醫護人員，可得更審慎的關切這個問題才是！

Q：我家的孩子太好睡，家中只得天天床單高高掛？

A：正常人在膀胱漲滿尿液時，會刺激大腦產生一種急尿感，而使人想去尿尿。即使在睡眠時，這種脹尿感仍會叫醒大腦覺醒中樞，讓人起床去尿尿。但有些人在睡眠時這個醒覺中樞也跟著「沉睡」，感覺不到膀胱脹尿，才會任由裝滿尿液的膀胱不顧「地點」而「宣洩

一空」。其實大腦並沒有沉睡，而是被膀胱不斷傳來的雜訊搞糊塗了，乾脆罷工，任由脊髓反射中樞做動作，才會尿床。因此遲鈍的大腦覺醒中樞是尿床的第一個原因，幸好，隨著年齡增長，大腦下命令控制脊髓的排尿反射中樞的能力也越來越好，尿床的機會也就會逐漸改善了。

Q：孩子愛找我麻煩，白天就不尿尿，睡著了才尿？

A：尿液的製造，是藉由抗利尿激素和血管升壓素來調控。對正常人來說，這些激素在夜間的分泌量會增加，使得夜間尿液製造可以減少至約為白天的一半。然而，尿床患童可能因神經內分泌系統發育延遲或不完全，未建立這個生理機轉的規則性，使得下視丘分泌的抗利尿激素在白天夠用，到了晚上卻沒有增加，尿液濃縮的能力就會降低，因而使得夜間尿液太多。這個現象在尿床兒的身上已經由研究證實，治療之道在於補充抗利尿激素，濃縮夜間尿液。有研究指出，連續使用 3 個月停藥後，有一半的孩童可以不再尿床。

尿液太多，除了內分泌的原因之外，喝太多水也是一個直接因素。家長應該要幫忙調節孩子喝水的時間及數量，盡量不要在睡前喝飲料或牛奶，避免夜裡膀胱有過多「進帳」而尿床。面對尿床，內分泌的問題就交給醫生處理，至於生活上的飲食配合得請父母多花點心思了！

Q：阿嬤說小毛的體質太虛（冷底），膀胱無力才會尿床？

A：膀胱容積應隨著年齡增長而增加，但常見尿床兒的膀胱容積小於同年齡的小孩。在檢查中可發現膀胱過動症與膀胱容積較小的現象，膀胱很快就「滿載」，進而有尿床的現象。如果沒有其他解剖構造的異常，此種不正常情形，大多會隨著年齡增加而逐漸消失。

但有一些難以診斷出來的細微膀胱神經病變、自律神經失調也

會造成膀胱的功能性容積變小所致，這些兒童可以用三環劑或抗乙烯膽鹼之類的藥物來增大膀胱容積，改善尿床現象。

　　無論尿床型態或程度為何，父母親都應該用正向接納的態度，審慎面對這個問題，尋求專業的協助或諮詢，尤其不可誤信偏方，傷財傷神又傷身，正確的診斷和科學的治療方式，才能幫助尿床兒早日擁有乾爽的生活。

Q：聽說尿床鬧鈴效果很好，臺灣醫師卻很少推薦，為什麼？

　　A：歐美日的研究都證明，尿床鬧鈴是一個很好的治療選項。臺灣因為民情與健保制度的關係，較少推薦。尿床鬧鈴基本上必須是家長與孩童都有很高的意願，才容易成功。臺灣與香港由於居住空間小，鬧鈴一叫，吵醒家長卻叫不醒孩童是經常發生的事，沒有充分的心理準備，很難開始做這項治療。臺灣人在醫療上偏好速效，口服藥物因為可以很快就起作用，所以較受歡迎。目前臺灣健保制度尚未納入尿床鬧鈴設備的給付，也沒搭配指導之護理師或復健師的費用，因此難以推廣。

　　過去認為鬧鈴療法有較好的長期效果，然而我個人最近的研究，卻發現鬧鈴與 desmopressin 口服藥的治療效果也許是相當的，未必比較好。

Q：便秘為什麼會影響尿床？

　　A：這是很多人詢問的問題。簡單的說，人在胚胎時大小便是合流的，跟雞的生殖泄殖腔相同，直到出生前才分開，所以大小便的胚胎結構是很密切的。大腦與脊髓控制大小便的神經也很靠近，所謂「嚇得屁滾尿流」就是很傳神的說明兩套神經的密切性。最後是我們臨床觀察的結果，便秘者容易尿床，尿床者常有便秘，所以兩者確實是相關聯的。

第二章
關於神經病變性膀胱篇

一、一般性問題

Q：若是無症狀的菌尿症，應如何處理？

A：若沒有發燒也沒有疼痛，不需要使用抗生素。多喝水，增加導尿頻率即可。有症狀的菌尿症，則要儘快就醫。

Q：如何在冬天不用包尿布？避免尿床？除了晚上包尿布是否有其他方法，可避免尿床？

A：睡前少喝水，多導尿。必要時再加上膀胱擴大的藥物。另外可以嘗試以下的幾點建議：（1）晚間 8 點後盡量不要喝水，（2）睡前再導尿一次，（3）食用膀胱放鬆劑，（4）食用抑制尿液生成的藥物，（5）半夜再叫起來上廁所一次。

Q：可是如果睡前沒有喝點水，經過一夜的時間（約 7-8 小時）尿液多會很黃，並且味道也很重

A：多喝水來保護腎臟應該在白天進行。晚上讓腎臟與膀胱休息。

二、關於膀胱施打肉毒桿菌素

Q：膀胱施打肉毒桿菌素有什麼好處與風險？

A：肉毒桿菌素是這幾年發展出來的新治療法，可以有效擴大膀胱容量，降低膀胱內壓，進而保護腎臟，是神經病變性膀胱的救星。成人一般可以打 200 單位，健保有給付，少部分人則需要 300 單位才

夠。但是「尿不出來」是此項治療後最常見的副作用，所以還沒有學會自助式導尿者，就不適合做此治療。施行這項治療後，感染、全身肌肉無力等現象也都可能會發生，但頻率不高就是了。

Q：膀胱施打肉毒桿菌素多久要打一次？重複打效果會變差嗎？

A：依照藥理學以及我們的臨床經驗，通常每 9 個月左右要再施打一次，才能維持效果。大家都預期經常打肉毒桿菌素後來會沒效，但是依據國外的報告顯示，連續施打三年以上，仍能有不錯的成績。所以這是一個延緩做膀胱擴大術的重要方法，但卻還是不能完全取代手術治療。

三、關於膀胱擴大術

Q：哪些狀況的脊友需要做小腸膀胱擴大術？

A：膀胱容量變小，且伴隨嚴重腎水腫，反覆性發燒性泌尿道感染。少數嚴重尿失禁者，也可能藉此手術改善。

Q：哪些狀況的脊友需要做小腸膀胱擴大術？

A：膀胱容量變小，且伴隨嚴重腎水腫，反覆性發燒性泌尿道感染。少數嚴重尿失禁者，也可能藉此手術改善。

Q：小腸膀胱擴大術後需要特別注意的事項為何？

A：可能會代謝性酸中毒。因為小腸液屬鹼性，當小腸液排出，體內鹼度減少，就可能會造成代謝性酸中毒。但可透過補鈣或小蘇打（NahCo3）等來改善。

Q：小腸膀胱擴大術有無後遺症？

A：進行膀胱擴大手術後，最擔憂的是會一直拉肚子。部分孩子

會出現短腸道症候群而有拉肚子的現象。發生這種情況會很尷尬，孩子的人生才剛起步，如果發生這種狀況，不管是在學校或將來走入職場，都會影響人際關係，對孩子的生活也很不方便。事實上，手術前多數孩子有嚴重便秘，一加一減，似乎會剛好。發生大便失禁的比例並不高。

Q：聽說小腸膀胱擴大手術是非不得已的手術，但術後病人容易得膀胱癌而離世？

A：小腸膀胱擴大術後是否會增加膀胱癌的風險，引起許多的注意與討論。最近的大型研究發現，神經性膀胱本身就是一個危險因子，所以脊柱裂的孩子們都要注意這個問題。雖然小腸長期泡在尿液中，可能會增加膀胱癌，但這個理論還有待將來的研究來證實。小腸膀胱擴大術後若出現膀胱癌，通常是在開完刀後 15 年，所以在這個手術後 10 年左右，開始做膀胱鏡追蹤。

因為害怕得到膀胱癌，卻寧可承受反覆性發燒性泌尿道感染、敗血症、嚴重腎水腫，乃至洗腎，恐怕活不過 10 年，是一個不明智的選擇。所以，每一個人該接受何種治療，還是需要向醫師詢問與討論再做決定。

Q：若膀胱已經萎縮，卻不進行小腸膀胱擴大術會有哪些影響？

A：反覆性發燒性泌尿道感染、敗血症、嚴重腎水腫，甚至洗腎，恐怕活不過 10 年。此期間會伴隨著尿失禁的現象，也很常見，生活品質不佳。

Q：這類手術該看那個門診？

A：可看泌尿科或小兒外科。

Q：很害怕進行腸道膀胱擴大手術後，會有經常拉肚子、尿中有腸黏液、尿路結石或是容易尿路感染的後遺症，可否有其他替代方式？

A：可考慮膀胱自體擴大手術。此方式是剝開膀胱的逼尿肌層，使得膀胱黏膜層膨出，增加膀胱容量及降低膀胱內壓。此方式的缺點是膨出的膀胱黏膜，時間久了容易纖維化（撐不久），能增加的容量也就有限（視手術前的膀胱容量大小），能達到術前的兩倍容量，即算成功。但由於不需用腸道來做為替代材料，因此不需擔憂尿中會有腸黏液，不會拉肚子，也不用長期使用抗菌藥物來治療尿路感染，也比較不必擔心結石問題。

以上訊息僅供參考，最佳方案仍視個別病友的情況而有差異。務必請與您的醫生討論後，才能找到最妥適有效的處理方式。

參考資料

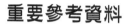

重要參考資料

楊緒棣醫師關於兒童尿床／尿失禁的學術論文，合計 49 篇，其中 38 篇刊登於重要之國際醫學期刊。

1.Stephen Yang, Michael E. Chua, Stuart Bauer, Anne Wright, Per Brandström, Piet Hoebeke, Søren Rittig, Mario De Gennaro, Elizabeth Jackson, Eliane Fonseca&Anka Nieuwhof-Leppink, Paul Austin. Diagnosis and management of bladder bowel dysfunction in children with urinary tract infections: a position statement from the International Children's Continence Society. Pediatr Nephrol (2018/12) 33:2207–2219. SCI

2.Er LK, Lin SK, Yang SS, Lan cc, Wu YK, Yang MC. Persistent High Residual AHI After CPAP Use. Journal of Clinical Sleep Medicine.2018/2/13.473-478. SCI

3.Chang SJ, Yang SS*. Do uroflowmetry and post - void residual urine tests necessary in children with primary nocturnal enuresis? International Braz J Urol.44.2018/3.SCI

4.Wang TM, Yang SS, Tsai JD, Yu MC, Chiou YH, Chen KL, Cheng HL, Lin J, Chen HW, Kuo HC, Chen SC. Management of nocturnal enuresis in Taiwan: consensus statements of the Taiwan Enuresis Expert Committee. J Formos Med Assoc. 2018 May 17. pii: S0929-6646(18)30129-3. doi: 10.1016/j.jfma.2018.04.014 SCI

5.Chang SJ, Laecke EV, Bauer SB, Gontard AV, Bagli D, Bower WF, Renson C, Kawauchi A, Yang SS*. Treatment of Daytime Urinary Incontinence: A Standardization Document From the International Children's Continence

Society. Neurourol Urodyn. 2017/1.36(1)43-50 SCI

6.Chua ME, Silangcruz JM, Chang SJ, Williams K, Saunders M, Lopes RI, Farhat WA, Yang SS. Desmopressin Withdrawal Strategy for Pediatric Enuresis: A Meta-analysis.Pediatrics.2016/7.138(1).SCI

7.Chua ME, Silangcruz JM, Chang SJ, Yang SS. Immediate 1-month efficacy of desmopressin and anticholinergic combination therapy versus desmopressin monotherapy in the treatment of pediatric enuresis: A metaanalysis. J Pediatr Urol. 2016/6.12:156e1-9.SCI

8.Franco I, Yang SS, Chang SJ, Nussenblatt B, Franco JA. A quantitative approach to the interpretation of uroflowmetry in children. Neurourol Urodyn. 2016/9. 35(7)836-846. SCI

9.Chang SJ, Chen JY, Chiang IN, Yang SS. Lowest Acceptable Bladder Capacity for Interpretation of Uroflowmetry Tests in Children. LUTS: Low Urin Tract Symptoms. 2016 SCI

10.Austin, P.F., Bauer, S.B., Bower, W., Chase, J., Franco, I., Hoebeke, P., Rittig, So., Vande Walle, J., Von Gontard, A., Wright, A., Yang, SS, Neveus T: The standardization of terminology of lower urinary tract function in children and adolescents: Update report from the standardization committee of the international children's continence society. Neurourology and Urodynamics.2016/4;35(4):471-81 SCI

11.Chang SJ1, Tsai LP, Hsu CK, Yang SS*. Elevated postvoid residual urine volume predicting recurrence of urinary tract infections in toilet-trained Children. Pediatric Nephrology .2015/7.30(7):1131-7. SCI

12.Chang SJ, Lin CD, Hsieh CH, Liu YB, Chiang IN, Yang SS*. Reliability and Validity of a Chinese Version of Urinary Tract Infection Symptom Assessment Questionnaire. Int Braz J Urol. 2015/7; 41(4):729-38. SCI

13.Chang SJ, Chiang IN, Lin CD, Hsieh CH, Yang SS*. Obese children at higher risk for having overactive bladder symptoms: a community-based study. Neurourol Urodyn. 2015/2; 34(2):123-7. SCI

14.Yang SS, Shih S, Chang SJ. Tzu Chi Nomograms for pediatric lower urinary tract function. Tzu Chi Medical Journal.2014/12.26:10-14.

15.Tsai JD, Chang SJ, Lin cc, Yang SS*. Incomplete bladder emptying is associated with febrile urinary tract infections in infants. J Pediatr Urol. 2014/12.10(6):1222-6. SCI

16.Su cc, Chang SJ, Yang SS*. Post Voiding Urine Accumulation In The Vestibule In A Girl Complaining Post Voiding Urine Incontinence. LUTS. 2014/9; 6(3):185-186.SCI

17.Yang SS, Chiang IN, Hsieh CH, Chang SJ*. The Tzu Chi nomograms for maximum urinary flow rate (Qmax) in children: comparison with Miskolc nomogram. BJU Int. 2014/3; 113(3):492-7. SCI

18.Chang SJ, Chiang IN, Hsieh CH, Lin CD, Yang SS*. Age- and gender-specific nomograms for single and dual post-void residual urine in healthy children. Neurourol Urodyn. 2013/9; 32(7):1014-8. SCI

19.Chang SJ, Chen TH, Su cc, Yang SS*. Exploratory factory analysis and predicted probabilities of a Chinese version of Dysfunctional Voiding Symptom Score (DVSS) questionnaire. Neurourol Urodyn. 2012/11;

31(8):1247-51. SCI

20.Yang SS, Chiang IN, Chang SJ*. Interpretation of Uroflowmetry and Post-Void Residual Urine in Children: Fundamental Approach to Pediatric Non-neurogenic Voiding Dysfunction. Incontinence & Pelvic Floor Dysfunction. 2012/10; (6)9-12.

21.Chang SJ and Yang SS*. Normal uroflowmetry curve is not a guarantee of normal voiding function. Urol Sci. 2012/9; (23)55-57.

22.Liu YB, Chang SJ and Yang SS*. Normalized dysfunctional voiding through timed voiding. LUTS. 2012/5; (4)103-5. SCI

23.Yang SS, Chiang IN, Lin CD, Chang SJ*. Advances in non-surgical treatments for urinary tract infections in children. World J Urol. 2012/2; 30(1):69-75. SCI

24.Chang SJ, Hsieh CH, Yang SS*. Constipation is associated with incomplete bladder emptying in healthy children. Neurourol Urodyn. 2012/1; 31(1):105-8. SCI

25.Chiang IN, Yang SS, Chang SJ. Pathophysiology of daytime urinary incontinence in children. Incont Pelvic Floor Dysfunt. 2011/10; 5(4):107-110.

26.Yang SS, Zhao LL, Chang SJ. Early initiation of toilet training for urine was associated with early urinary continence and does not appear to be associated with bladder dysfunction. Neurourol Urodyn. 2011/9; 30(7):1253-7. SCI

27.Chang SJ, Yang SS*, Chiang IN. Large voided volume suggestive of abnormal uroflow pattern and elevated post-void residual urine. Neurourol Urodyn. 2011/1; 30(1):58-61. SCI

28.Yang SS, Chang SJ*. Uroflowmetry in Children can be Simply Classified as Normal or Abnormal Pattern. Urol Sci. 2010/12; 21(3):142-144.

29.Yang SS, Chiang IN, Chang SJ. Application of bladder diary in the diagnosis and treatment of nocturia. Incont Pelvic Floor Dysfunct.2010/11.4:99-103.

30.Chen YS, Yang SS, Chang SJ*. Overactive bladder during childhood: when and how it should be treated. Incont Pelvic Floor Dysfunct. 2010/9; 4(1):13-17.

31.Hoebeke P, Bower W, Combs A, De Jong T, Yang SS: Diagnostic evaluation of children with daytime incontinence. J Urol 2010;183:699-703 SCI

32.Yang SS and Chang SJ. Re: Effect of Tamsulosin on Systemic Blood Pressure and Nonneurogenic Dysfunctional Voiding in Children. J Urol 2009/12.182(4):1656-7. SCI

33.Chang SJ, Yang SS*. Variability, related factors and normal reference value of post-void residual urine in healthy kindergarterne. J Urol 2009/10.182(4 Suppl):1933-8. SCI

34.Chang SJ and Yang SS*. Non-invasive Assessments of Pediatric Voiding Dysfunction. LUTS: Low Urin Tract Symptoms. 2009/10.1:63-69. SCI

35.Yang SS: Editorial Comment to Double anticholinergic therapy for refractory overactive bladder. J Urol 2009:182,2033-2039. SCI

36.Chang SJ and Yang SS*. Re: Prevalence and associated factors of overactive bladder in Korean children. J Urol 2009/7.74(1):234-5. SCI

37.Chang SJ, Yang SS*. Inter-observer and intra-observer agreement on interpretation of uroflowmetry curves of kindergarten children. J Pediatr Urol. 2008/12.4(6):422-7. SCI

38.Yang SS, Chang SJ. The Effects of Urinary Bladder Over distention on the Voiding Function of Kindergarten Children. J Urol 2008/11.180(5):2177-82. SCI

39.Yang SS and Wang cc: Modified Transurethral Incision of Bladder Neck Treating Primary Bladder Neck Obstruction in Young Men: A Method to Improve Voiding. Function and to Preserve Antegrade Ejaculation" Urol Int 2008; 80,26-30. SCI

40.Wu cc, Yang SS*, Tsai YC: Anterior Urethral Valve in an Adolescent with Nocturnal Enuresis. Urology 2007; 70: 1008.e13–1008.e15 SCI

41.Yang SS, Wang cc: Diagnosis and Treatment of Primary Bladder Neck Obstruction in Young Men. Incontinence Pelvic Floor Dysfunction 2007;1:7-9

42.Yang SS: Voiding dysfunction in pediatric patients. Formosan J Med 2005;9:508-517.

43.Yang SS, Wang cc: Outpatient Biofeedback Relaxation of Pelvic Floor

Treating Pediatric Dysfunctional Voiding: Short Course Program is Effective. Urologia Internationalis 2005;74:118-122. SCI

44.*Tsai YC, Yang SS*, Wang cc: Nd:YAG laser incision of Congenital obstruction Posterior Urethral Membrane in boys with urinary incontinence and low uroflow. J Formosan Med 2004 ;103: 872-5 (Corresponding author) SCI*

45.*Wang cc, Yang SS*, Hsieh JH: Videourodynamics identifies the causes of young men with lower urinary tract symptoms and low uroflow. Eur Urol 2003;43:386-390. SCI*

46.*Yang SS, Wang cc, Chen YT: Home uroflowmetry for the evaluation of boys with urine incontinence. J Urol 2003; 169:1505-7. SCI*

47.*Yang SS, Wang cc, Hsieh CH, Chen YT: α-1 Adrenergic blockers in young men with primary bladder neck obstruction. J Urol 2002; 168:571-3. SCI*

48.*Yang SS, Chiou YH, Lin CY, Cher TW, Yu TJ, Alex T L Lin, Chen SC, Lai MK: Treatment guideline of enuresis in Taiwan. Acta Paediatr Tw 2001; 42: 271-7.*

49.*Yang SS, Chiou YH, Lin CY, Cher TW, Yu TJ, Alex T L Lin, Chen SC, Lai MK: The Consensus and Treatment Guideline of Enuresis. J Urol ROC 2000;11:97-104*

PS. ＊：責任作者 Corresponding author

SCI ＝科學引數指引 Science Citation Index，代表國際認可的優質學術論文。

附錄

附錄一
臺灣尿床治療指引 2000 年第一版

楊緒棣、余燦榮、林清淵、邱益煊、林登龍、陳世乾、賴明坤
臺灣尿床研究會，中華民國泌尿科醫學會

A. 摘要

有鑑於國內對尿床的診治經驗缺乏，所以 89 年元月臺灣北中南各地 25 位小兒科醫師及泌尿科醫師共同組成臺灣尿床研究會。並提出尿床治療建議如下：

一、需要開始求診的年齡為 5 足歲，需要積極治療的年齡為六足歲。

二、尿床的評估須包含：(A) 病史詢問，(B) 理學檢查，(C) 實驗室檢查。

三、尿床的治療提出：原發性單一症狀尿床的治療建議。對多發性症狀尿床者，續發性尿床者應採取更積極的檢查與治療。

四、頑固性尿床的再評估與治療：尿床以藥物治療一個月以上或鬧鈴行為療法三個月以上，尿床次數減少仍少於 50% 時，視為頑固性尿床。頑固性尿床在排除其他器官系統的疾病後應施行詳細的尿動力學檢查。

此指引發表於《臺灣泌尿科醫誌及臺灣兒科醫學會雜誌》*Acta paediatr Tw* 2001；42；271。對臨床工作有很大的幫助，所以獲選為臺灣尿床研究會 2001 年之尿床組論文獎第一名。

B. 引言

造成兒童身心困擾的第二大原因為尿床，然而臺灣在此方面的研究並不多，醫師、病人、家長對尿床的認識也不足。因此在 88 年 3 月召開第一次尿床研討會，有上百位國內外醫師與學者參加，會中熱烈的討論有關尿床的最新觀念，並間接促成了臺灣尿床研究會的產生。89 年元月臺灣北中南各地小兒科醫師　位，泌尿科醫師　位共同組成這個研究會，並於 89 年 3 月間召開第二次會議。此研究會的宗旨在於蒐集、分析國內外相關的報告，協助並促進國內醫師、家長及病人對尿床的瞭解。目前完成的第一個工作是臺灣尿床的治療建議（Treatment quideline of enueresis）。此建議已在 89 年 3 月的第二屆尿床研討會中和歐美亞學者充分討論，並將於今年 9 月遠赴比利時，於第 5 屆世界尿床研討會中報告。

C. 尿床治療建議

一、定義：　在過去一個月內，曾有一次以上的尿床或尿濕褲子者，反之為正常。

二、需要開始求診的年齡為五足歲，需要積極治療的年齡為六足歲。

多數兒童在 4-6 歲時已能正常地控制膀胱。多個流行病學的調查顯示五歲兒童約有 23% 會尿床，每年有 15%-20% 的兒童會自然痊癒，不再尿床。因此五歲兒童每週尿床二次以上者，應該向醫師求診。求診的目的在於確認沒有嚴重的泌尿系統疾病，以及給予適當的生活上或醫學上的建議。六足歲以上的兒童仍會尿床者，則需要比較積極的藥物或行為治療。

三、尿床的治療

原發性單一症狀尿床的治療建議（如圖附錄 -1）。多發性症狀者，續發性尿床者應採取更積極的檢查與治療。

四、頑固性尿床的再評估與治療

尿床以藥物治療一個月以上或鬧鈴行為療法三個月以上，尿床次數減少仍少於 50% 時，視為頑固性尿床。

頑固性尿床在排除其他器官系統的疾病後應施行詳細的尿動力學檢查。尿床而且有明顯的日間遺尿、頻尿、阻塞性排尿症狀、及反覆性泌尿道感染時，也是施行尿動力學檢查的適應症之一。

D. 討論

臺灣的治療建議和其他國家的建議大致相同。主要的差異有下述幾點：(1) 泌尿系統超音波檢查列為初次評估的項目，(2) 三環素 (Imipramine) 仍列於原發性單一症狀尿床的治療建議選項中，(3) 鬧鈴行為療法在臺灣尚無成功的病例報告，(4) 頑固性尿床的定義與處置。

其中有關 (2) 三環素的使用探討，三環素運用於尿床的治療已有很長的歷史，近年來在歐洲則不被推薦為第一線用藥。主要考量在於三環素曾有致死病例的報告。尿床是一個不會致死的疾病，使用可能會致死的藥來治療，確實有爭議。與會的三十名醫師以多年的經驗並無發現使用三環素致死的病例。然而最近臺北榮總報告一例兒童大量誤食父母的三環素致死的報告，引起大家的注意。究竟是人種不同的差異，或是臺灣醫師使用三環素的劑量較低，很少超過 50mg，而較少有三環素的副作用發生，仍不清楚。透過研究會的聯合觀察，

希望能釐清這個問題。

　　三環素仍被廣泛使用的另一個因素是價錢便宜。臺灣的醫療保險給付採取事後審查，醫師使用抗利尿激素 DDAVP 可能會在 3-6 個月後才被通知不予給付，DDVAP 的價錢是三環素的幾十倍，若被刪除就可能會造成醫療院所的巨額損失。

　　尿床看似一個簡單的問題，卻有著很多的問題值得去思考與探討。過去我們認為尿床是心理因素造成，其實是因為會尿床而使得孩子感到自卑、害羞、愧疚，事實上尿床絕大部份是身體發生了某些問題所造成。在此呼籲親愛的爸爸媽媽們，家有尿床兒時，請不要打他罵他，尿床真的不是他願意，應該與孩子一起面對尿床這個問題，幫助孩子擺脫尿床的困擾，向尿床說再見。

E. 治療流程

　　臺灣第一版的尿床（夜間遺尿）共識，發表於西元 2000 年。當時將三環素列為優先推薦的藥物之一，因副作用的因素現在已經不再推薦為第一線用藥。

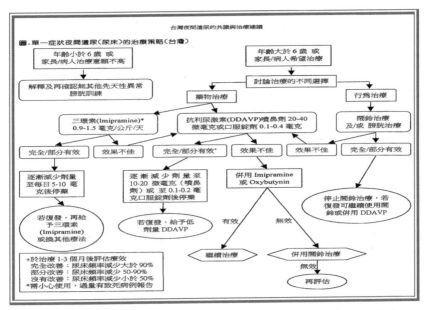

圖附錄-1：2000 年時的治療指引，有將三環素放入第一線治療選項，但是 2018 年就改為第三線治療了。

F. 尿床的評估單（2000 版）

表. 尿床評估表

A.病史詢問	1.尿床情形	☐白天與晚上都有遺尿情形嗎？ ☐只有在床上睡覺才會遺尿嗎(夜尿)?
	2.尿床出現時間	☐出生後就一直有 ☐曾有乾爽 6 個月之後，才又復發
	3.日間症狀	
	小便次數	☐高頻率(每天多於 8 次) ☐低頻率(每天少於 4 次) ☐正常(每天 4~8 次) ☐其它
	尿量經常是	☐多量 ☐中量 ☐少量
	解尿前問題	☐無 ☐尿急但解不出來 ☐常憋尿 ☐急尿 ☐即使白天也會尿在褲子上 其它
	解尿時問題	☐無 ☐小便流速慢 ☐小便疼痛 ☐小便斷斷續續 ☐壓膀胱才尿得出來 ☐其它_____
	4.泌尿道感染史	☐無 ☐有，_____
	5.排便習慣	☐正常 ☐內褲上會沾到大便 ☐大便失禁 ☐便秘
	6.神經學病史	☐無 ☐運動與語言障礙 ☐學習或閱讀障礙 ☐學校學習困難
	7.心理學病史	☐無 ☐精神病史 ☐行為異常史 ☐睡眠障礙
	8.家族尿床史	☐無 ☐有，_____
	9.現在使用藥物	☐無 ☐有，_____
B.理學檢查	1.腹部	☐正常 ☐腸胃蠕動異常 ☐肋骨脊椎骨交界敲痛 ☐摸得到膀胱 ☐下腹痛 ☐腎臟腫大
	2.外生殖器異常?	☐無 ☐尿道上裂 ☐尿道下裂 ☐尿道狹窄 ☐異位輸尿管 ☐大小便異味
	3.泌尿神經學	☐正常 ☐腰薦椎凹陷或腫塊 ☐脊椎管縫合不全 ☐肛門反射異常 ☐肛門張力異常 ☐下肢異常
	4.觀察排尿情形	☐正常 ☐異常，_____
C.實驗室檢查	1.必需的	☐尿液分析 ☐尿比重 ☐腎臟超音波
	2.選擇性的	☐尿液細菌培養 ☐血清肌 酸與鈉離子 ☐腎臟輸尿管膀胱 X 光 ☐餘尿測量 ☐尿動力學 ☐口渴測試 ☐血清抗利尿素濃度

圖附錄 -2：簡易尿床評估單，醫師與病人／家長都可以使用。

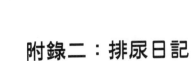

附錄二：排尿日記

（＊可以自行撕下使用，也可以自行影印。
每一天使用一張）

_____的排尿日記　　___年___月___日

時間	喝水量	尿量	急尿感	尿失禁	其他註記
合計					

起床時間___時___分，睡覺時間___時___分

_____的排尿日記　　　___年___月___日

時間	喝水量	尿量	急尿感	尿失禁	其他註記
合計					

起床時間___時___分，睡覺時間___時___分

_____的排尿日記　　　___年___月___日

時間	喝水量	尿量	急尿感	尿失禁	其他註記
合計					

起床時間____時____分，睡覺時間____時____分

_____的排尿日記　　____年____月____日

說明：
1. 請將喝水或尿尿的時間與量分開記錄。
2. 要記錄至少 48 小時，連續或分開兩天都可以。
3. 有急尿或尿失禁請在適當的格子打勾，有其他膀胱的感覺可以在其他註記欄書寫。

時間	喝水量	尿量	急尿感	尿失禁	其他註記
合計					

起床時間____時____分，睡覺時間____時____分

_____的排尿日記　　　___年___月___日

時間	喝水量	尿量	急尿感	尿失禁	其他註記
合計					

起床時間____時____分，睡覺時間____時____分

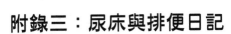

附錄三：尿床與排便日記

（＊可以自行撕下使用，也可以自行影印。
每一星期使用一張）

_____的尿床與便便日記

◎小朋友，當你沒有尿床時，可在當天的格子裡貼一張貼紙來勵自己喔！
◎睡前 2 小時要限制飲水（或牛奶）。
◎當天幼如果有排便，半夜被叫起床尿尿或是吃藥，要記得在格子內打 ∨

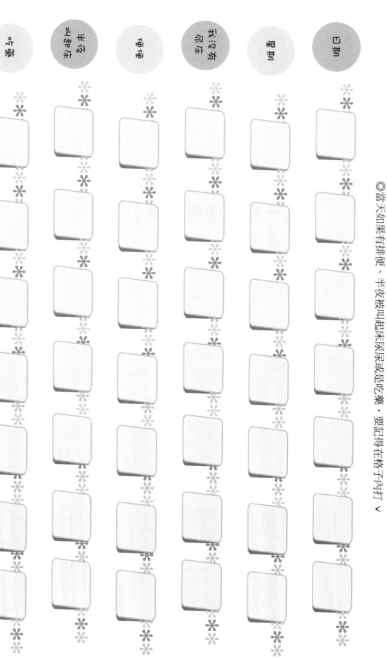

日期						
星期						
我沒有尿床						
便便						
半夜叫起床						
吃藥						

＿＿＿＿＿＿的尿床與便便日記

◎小朋友，當你沒有尿床時，可在當天的格子裡貼一張貼紙鼓勵自己喔！

◎睡前 2 小時要限制飲水（或牛奶）。

◎當天如果有排便，半夜被叫起床尿尿或是吃藥，要記得在格子內打 ∨

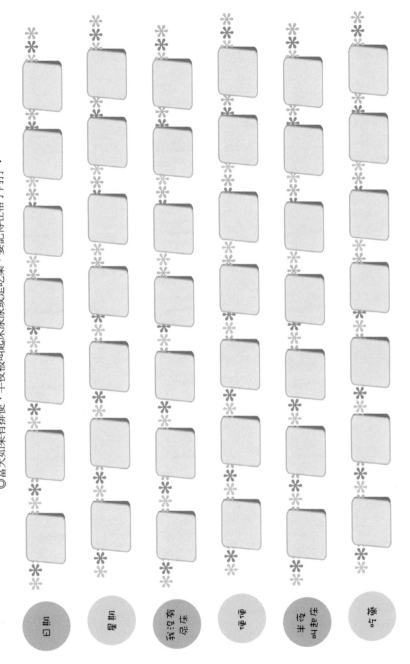

| 日期 |
| 星期 |
| 我沒有尿床 |
| 便便 |
| 半夜叫起床 |
| 藥 |

的尿床與便便日記

◎小朋友，當你沒有尿尿時，可在當天的格子裡貼一張貼紙鼓勵自己喔！

◎睡前2小時要限制飲水（或牛奶）。

◎當天如果有排便，半夜被叫起床尿尿或是吃藥，要記得在格子內打 ✓

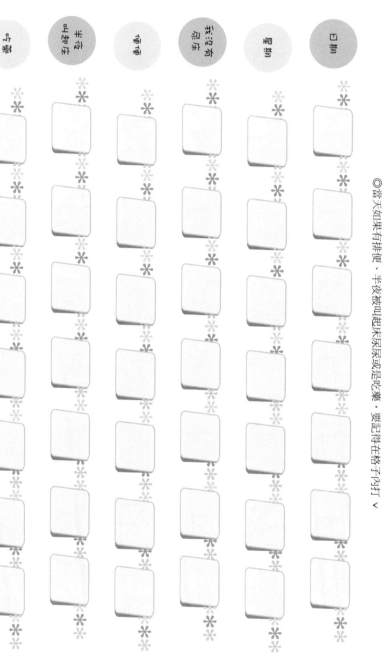

日期						
星期						
我沒有尿床						
便便						
半夜叫起床						
吃藥						

＿＿＿＿的尿床與便便日記

◎小朋友，當你沒有尿床時，可在當天的格子裡貼一張貼紙鼓勵自己喔！

◎睡前 2 小時要限制飲水（或牛奶）。

◎當天如果有排便，半夜被叫起床尿尿或是吃藥，要記得在格子內打 ✓

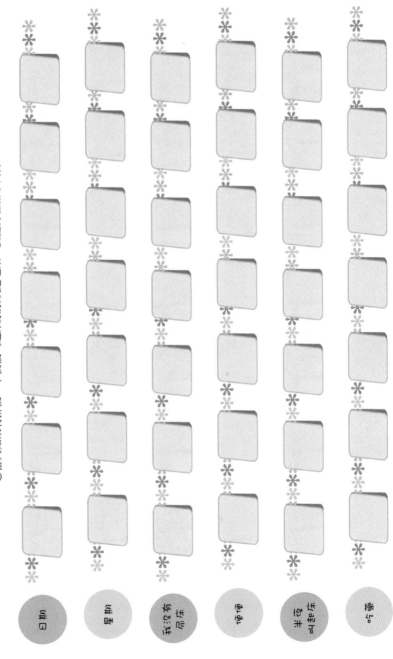

日期							
星期							
我沒有尿床							
便便							
半夜叫起床							
吃藥							

＿＿＿＿＿＿ 的尿床與便便日記

◎小朋友，當你沒有尿床時，可在當天的格子裡貼一張貼紙鼓勵自己喔！

◎睡前 2 小時要限制飲水（或牛奶）。

◎當天如果有排便，半夜被叫起床尿尿或是吃藥，要記得在格子內打 ∨

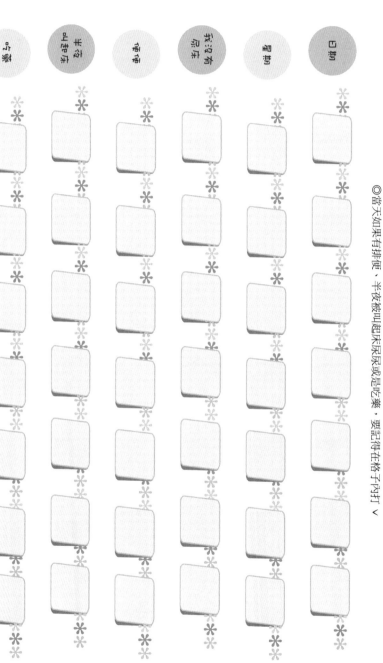

日期						
星期						
我沒有尿床						
便便						
半夜叫起床						
藥？						

＿＿＿＿＿的尿床與便便日記

◎小朋友，當你沒有尿床時，可在當天的格子裡貼一張貼紙鼓勵自己喔！

◎睡前 2 小時要限制飲水（或牛奶）。

◎當天如果有排便、半夜被叫起床尿尿或是吃藥，要記得在格子內打 ✓

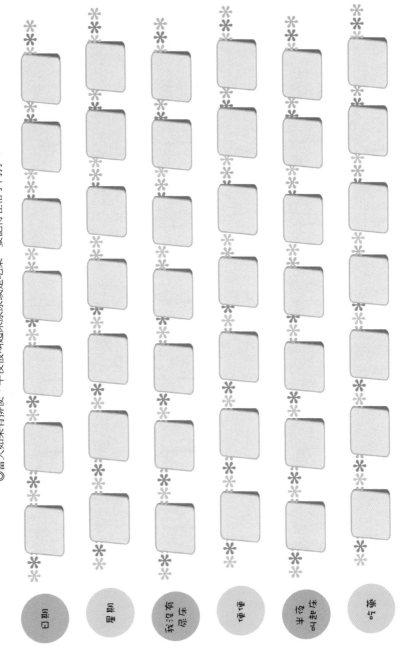

_____的尿床與便便日記

◎小朋友，當你沒有尿床時，可在當天的格子裡貼一張貼紙鼓勵自己喔！

◎睡前 2 小時要限制飲水（或牛奶）。

◎當天如果有排便，半夜被叫起床尿尿或是吃藥，要記得在格子內打 ✓

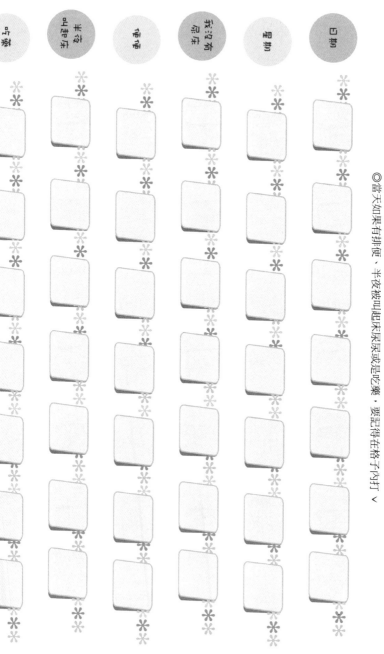

日期						
星期						
我沒有尿床						
便便						
半夜叫起床						
吃藥						

國家圖書館出版品預行編目(CIP) 資料

乾爽一生:兒童尿床與尿失禁 / 楊緒棣著.
初版. 新竹縣竹北市 : 方集, 2019.06
　　面 ；　公分
ISBN 978-986-471-228-1(平裝)
1.小兒科 2.尿失禁
417.59　　　　　　　　　108007205

乾爽一生：兒童尿床與尿失禁

楊緒棣　著

發 行 人：蔡佩玲
出 版 者：方集出版社股份有限公司
地　　址：302 新竹縣竹北市台元一街 8 號 5 樓之 7
電　　話：(03)6567336
聯絡地址：100 臺北市重慶南路二段 51 號 5 樓
聯絡電話：(02)23511607
電子郵件：service@eculture.com.tw
出版年月：2019 年 6 月 初版
定　　價：350 元

ISBN：978-986-471-228-1(平裝)

總經銷：易可數位行銷股份有限公司
地　　址：231 新北市新店區寶橋路 235 巷 6 弄 3 號 5 樓
電　　話：(02) 8911-0825　　傳　真：(02) 8911-0801